ASSOCIATION DES MÉDECINS DE LANGUE FRANÇAISE
XVᵉ CONGRÈS FRANÇAIS DE MÉDECINE
STRASBOURG, 3-5 OCTOBRE 1921

L'ANTIANAPHYLAXIE

PAR

M. PÉHU

MÉDECIN DES HOPITAUX DE LYON

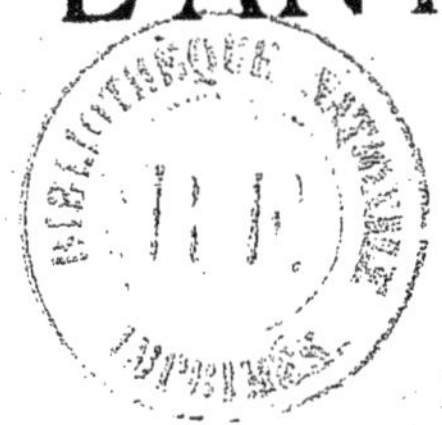

STRASBOURG
IMPRIMERIE STRASBOURGEOISE
15, RUE DES JUIFS

ASSOCIATION DES MÉDECINS DE LANGUE FRANÇAISE
XVe CONGRÈS FRANÇAIS DE MÉDECINE
STRASBOURG, 3-5 OCTOBRE 1921

L'ANTIANAPHYLAXIE

PAR

M. PÉHU

MÉDECIN DES HOPITAUX DE LYON

STRASBOURG
IMPRIMERIE STRASBOURGEOISE
15, RUE DES JUIFS

L'ANTIANAPHYLAXIE

PAR LE

Dʳ M. PÉHU
Médecin des Hôpitaux de Lyon

avec la collaboration de M. Paul DURAND
ex-interne des Hôpitaux de Lyon

On dénomme Antianaphylaxie l'ensemble des procédés thérapeutiques ayant pour but de prévenir, d'atténuer ou de combattre l'état de sensibilisation de l'organisme auquel Ch. Richet a donné le nom d'anaphylaxie.

Le terme d'antianaphylaxie a été créé par M. Besredka (1907). Du champ expérimental où elle a pris naissance, la notion qu'il représente a rapidement passé dans le domaine de la clinique : elle a été accueillie avec d'autant plus de faveur que les pathologistes avaient déjà appliqué en nosographie cette notion de l'anaphylaxie : il était naturel que leur curiosité fût stimulée par l'étude des moyens propres à détruire cette sensibilisation de l'organisme.

C'est pourquoi on n'est pas surpris de rencontrer, dans la littérature médicale, d'innombrables travaux. Depuis quelques années, chaque jour en voit éclore. Cette abondance de publications n'est point faite pour simplifier la tâche du rapporteur. Il est bien difficile de donner intégralement une analyse, même brève, de tous les articles, mémoires ou communications, contenus dans la littérature médicale. Tout au plus, doit-on prétendre à mentionner des faits, à résumer des courants d'idées, ainsi qu'à montrer les incertitudes ou les obscurités de ce vaste sujet.

CHAPITRE PREMIER

QUELQUES NOTIONS OU DÉFINITIONS NÉCESSAIRES

Les Faits. — Il est indispensable d'exposer brièvement quelques notions sur l'anaphylaxie expérimentale. Seule leur connaissance peut permettre d'aborder avec fruit le point de vue clinique. Mais l'exposé qui suit ne visera qu'à dégager « l'esprit » de l'anaphylaxie expérimentale et, volontairement, les détails en ont été retranchés.

La découverte fondamentale de PORTIER et RICHET (1902). — La substance (toxine, venin ou poison) extraite des tentacules des Actinies, inoculée en solution glycérinée, par la voie intra-veineuse, au chien, produit sur lui, en injection première, des effets seulement toxiques, non mortels. Mais si l'on renouvelle cette inoculation (pratiquée encore par voie veineuse) on constate que, le plus souvent, l'animal succombe rapidement, en quelques heures, sous l'action de doses beaucoup moindres qu'à l'introduction première. *Pour que les accidents toxiques soient accrus ou pour que la mort survienne, il est nécessaire qu'un délai minimum de deux semaines soit écoulé.* Au bout de deux mois et demi, on observe les mêmes effets, amplifiés, dans l'action du venin. — Autre fait suggestif : si les animaux réinjectés résistent à cette première action immédiate de la toxine, leur résistance est durable ; ils survivent : ce qui permet d'établir une distinction radicale entre les effets immédiats et les effets tardifs du poison.

A la suite de ces constatations, MM. PORTIER et RICHET proposent d'appeler « anaphylaxie » — contraire de la protection — la propriété dont est doué un venin de diminuer au lieu de renforcer l'immunité, lorsqu'il est injecté à des doses non mortelles. Un peu plus tard, M. RICHET élargit la définition : « l'anaphylaxie, dit-il, signifie le contraire de la protection (phylaxie) : ce mot sert à désigner la curieuse propriété que possèdent certains poisons, d'augmenter, au lieu de diminuer, la sensibilité de l'organisme à leur action ».

La découverte fondamentale de Maurice ARTHUS. — En 1903, Maurice ARTHUS entreprend une série d'expériences ayant, dans sa pensée, le but de faire connaître le sort des protéines étrangères introduites dans l'organisme animal. A cet effet, il pratique chez des lapins, tous les six jours, des injections sous-cutanées de 5 c³ de sérum de cheval. Or, il constate cette particularité :

alors que les premières injections étaient bien supportées, dès la quatrième inoculation, commence à se produire, à la place même de la pénétration du sérum, une infiltration molle, disparaissant avec lenteur. Si l'on continue les injections, on peut observer de la gangrène. Pour éviter ces accidents locaux, M. ARTHUS résolut d'utiliser la voie veineuse. Or, à sa grande surprise il vit que les lapins ayant antérieurement reçu du sérum de cheval sous la peau, et inoculés par voie intra-veineuse, présentent immédiatement une symptomatologie fort inattendue. A peine une minute s'est-elle écoulée, que l'animal éternue, devient anxieux, s'agite, présente non de la dyspnée vraie, mais de la polypnée, puis il évacue des matières fécales, exécute quelques mouvements avec les pattes, et bientôt meurt. — C'est alors que, à l'esprit de M. ARTHUS, se présenta la possibilité d'un rapprochement avec les expériences de MM. PORTIER et RICHET. Dans les recherches de M. ARTHUS, les inoculations sous-cutanées au lapin avaient sensibilisé cet animal à l'action du même sérum injecté.

Peu de temps après, M. ARTHUS établit que d'autres substances possèdent, vis-à-vis du lapin, le même pouvoir sensibilisant : le lait dégraissé, l'ovalbumine, la peptone. Il existe donc une séro-anaphylaxie, comme une ovo, une lacto et même une pepto-anaphylaxie.

La découverte de Th. SMITH. — Cet auteur a montré que le sérum antidiphtérique produit chez le cobaye, en inoculations successives, une influence nocive inattendue. Mais comme le remarque M. ARTHUS, l'observation de TH. SMITH ne fait que transposer le phénomène du lapin au cobaye.

*   *   *

Telles sont la substance et la conclusion des expériences qui ont ouvert la voie aux recherches de laboratoire et de clinique effectuées dans ces vingt dernières années. Les résultats peuvent être schématisés de la façon suivante.

Dans l'anaphylaxie type PORTIER et RICHET, des substances inoculées à des animaux développent chez eux, lors de l'injection première, des actions toxiques d'intensité moyenne. Mais cette introduction amène une modification organique telle que, lors d'une inoculation ultérieure, ces effets toxiques sont considérablement amplifiés. A cette augmentation de la sensibilité, de la vulnérabilité de l'organisme vis-à-vis du poison, PORTIER et RICHET ont donné le nom d'anaphylaxie.

La deuxième variété d'anaphylaxie, type ARTHUS, est un peu différente. Les expériences de ce physiologiste établissent qu'une liqueur (sérum sanguin), une secrétion (lait) etc. appartenant à l'organisme, inoculées pour la première fois à des animaux, ne développent tout d'abord aucune action générale ou locale, toxique ou irritative, ou du moins n'y produisent que des effets négligeables. Mais l'introduction réitérée de ces substances amène une sensibilisation, une plus grande susceptibilité du sujet en expérience qui, auparavant, ne possédait ou ne manifestait aucune intolérance à cet égard.

Dans l'une et dans l'autre, d'ailleurs, la modification de l'organisme succède à l'inoculation de substances appartenant à la classe des protéines : elles entraînent les effets obtenus expérimentalement lorsqu'elles pénètrent dans l'économie suivant des conditions bien définies ; l'état d'anaphylaxie est créé surtout par voie «parentérale», ce qui signifie : sous-cutanée, intra-veineuse, arachnoïdienne, ou cérébrale, péritonéale et même respiratoire. Beaucoup plus difficilement on obtient la sensibilisation en utilisant le tractus digestif.

Quant aux phénomènes révélateurs de l'état anaphylactique, ils se résument, ou à peu près, dans l'apparition, en général rapide ou instantanée lors de l'injection dite déchaînante, d'un syndrome spécial, bien étudié par les physiologistes et auquel on a donné le nom de choc ou crise, ou ictus anaphylactique, choc vasculo-sanguin, vasotrophique.

C'est dans le choc qu'il faut chercher la manifestation révélatrice de l'état anaphylactique : seule l'injection, appelée pour cette raison déchaînante, est capable d'extérioriser cette modification de l'organisme. D'une façon générale, nul trouble fonctionnel ne traduit le changement intime de ce dernier. Mais le sang de l'animal a été précocement influencé. Pour révéler aux yeux de l'observateur cette modification, il est nécessaire d'injecter ce sang à un autre animal : de chercher, en un mot, à réaliser *l'anaphylaxie passive.* — Cependant, il convient de faire une exception lorsqu'il s'agit d'inoculations sous-cutanées de la substance perturbatrice : des changements locaux (phénomène d'ARTHUS) visibles, témoignent de l'influence irritative exercée par ces inoculations (*anaphylaxie locale*). — Enfin, il arrive assez fréquemment que des animaux ayant survécu au choc, présentent ultérieurement des symptômes de cachexie (*anaphylaxie chronique*). Mais il n'est pas certain qu'il s'agisse là de phénomènes de sensibilisation : il est possible qu'on puisse invoquer l'intoxication protéique.

L'anaphylaxie est *spécifique* ; si elle ne l'est pas rigoureusement, elle l'est étroitement : c'est tout au plus si l'on admet des réactions de groupes. Mais en général, les phénomènes révélateurs ne peuvent être déterminés que par la substance même qui a réalisé la sensibilisation.

*   *   *

Dans les premiers temps qui suivirent la découverte de RICHET et ARTHUS, il sembla que le choc vasculo-sanguin devait dériver exclusivement d'une sensibilisation par les protéiques. Mais dès 1911 plusieurs auteurs, KEYSER et WASSERMANN, RITZ et SACHS, BAUER, DOERR, puis J. BORDET, KOPACZEWSKI et MUTERMILCH, NOVY et DE KRUIF, H. DE WAELE montrèrent que la présence des matières albuminoïdes n'est en aucune façon nécessaire pour produire la manifestation aiguë considérée, jusque-là, par les expérimentateurs, comme la « signature » de la sensibilisation par les protéiques. Ces auteurs employèrent des substances dans lesquelles un contrôle chimique rigoureux démontra l'absence complète de matières azotées : kaolin, gélose, pectine d'abord ; puis substances diverses, en particulier sulfate de baryte (A. LUMIÈRE) qui donnèrent des résultats concluants.

L'introduction première, par voie intra-veineuse, de ces corps permit en effet de provoquer régulièrement l'apparition d'un choc vasculo-sanguin, en tous points semblable à celui que déterminent, en injection seconde, chez les animaux préparés, les matières protéiques : toxines, venins, sérums sanguins, produits organiques.

Dans l'un et l'autre cas, mêmes symptômes immédiats, même perturbation cellulaire et sanguine : mêmes altérations anatomiques, à ce point que, non prévenu, l'observateur ne peut distinguer, quant à leur cause, les lésions produites par une substance quand elle est introduite dans le courant sanguin. *Le choc devient donc un des signes par lesquels se traduit extérieurement la pénétration dans l'organisme de substances le plus souvent étrangères. Mais il ne constitue pas une manifestation appartenant en propre à l'anaphylaxie.*

Telle est, brièvement résumée, l'histoire des étapes par lesquelles ont passé les recherches relatives aux états anaphylactiques et au choc.

Les hypothèses sur le mécanisme du choc. — Quelles que soient les conditions dans lesquelles l'anaphylaxie se développe et le choc survient, ce dernier phénomène sollicita particulièrement la curiosité des chercheurs. De nombreuses hypothèses ont été émises sur son mécanisme. M. Pesci, dans son livre sur les formes anaphylactiques (page 40) en a fait un exposé succinct et complet : seules seront résumées ici les théories régnantes, basées sur une explication physico-chimique.

D'entre toutes celles qui ont été émises, la théorie colloïdale rencontre la faveur la plus grande. Elle a été soutenue d'abord par Besredka, puis par J. Bordet ; plus récemment elle a été reprise et amplifiée : en Belgique par M. Nolf, M. de Waele ; en Italie, par M. Pesci ; en France, sur le terrain de l'expérimentation par Kopaczewski et A. Lumière, sur celui de la clinique par M. Widal et ses élèves.

Dans le désordre brusque, survenant lors du choc, M. Kopaczewski fait surtout intervenir les variations de la tension superficielle et de la viscosité ; il pense que les phénomènes ont surtout une origine périphérique et que les troubles nerveux jouent un rôle secondaire. — M. Lumière soutient de son côté que les cellules nerveuses sont atteintes par l'ébranlement moléculaire du plasma sanguin. Il imagine que le choc survient lorsque le mûrissement des micelles colloïdales atteint, par un mode brusque ou lent, un degré tel qu'il en résulte de la floculation avec toutes ses conséquences, humorales ou cellulaires. — M. Pesci ajoute que, dans ces conditions, il est facile de comprendre pourquoi certains auteurs, en particulier Segale, E. Zunz au cours de leurs intéressantes recherches, aient trouvé dans le sérum sanguin des animaux en expérience, un accroissement remarquable de l'azote animé et que, ultérieurement, ils aient pu déceler dans l'urine une élimination abondante d'azote : les albumines floculées subissent une désintégration rapide, dont témoignent les analyses sanguines et urologiques.

Quelques définitions nécessaires. — 1º Tout d'abord il n'est pas facile de donner une définition exacte de l'anaphylaxie, car elle est envisagée à des points de vue divers.

a) Pour caractériser cet état particulier, certains auteurs réclament une parenté ou une étroite conformité entre l'allure clinique des états ou maladies appelés « anaphylactiques » et les résultats fournis par les expériences fondamentales de Portier et Richet ainsi que d'Arthus.

Une première inoculation, connue ou ignorée, d'une substance quelconque est nécessaire. Consécutivement à cette injection, des modifications se sont produites dans l'organisme: celui-ci est sensibilisé. La pénétration ultérieure par une voie quelconque engendre une «crise». Ainsi est réalisé en clinique, le schéma expérimental. — Or, si l'on accepte que, primitivement «neuf», l'organisme soit ultérieurement sensibilisé, on rejette par là, du cadre de l'anaphylaxie, les idiosyncrasies : et cependant, certaines formes (alimentaire ou médicamenteuse) de celles-ci témoignent d'une vulnérabilité particulière à l'endroit de substances bien tolérées par des organismes normaux.

b) D'autres se placent sur le terrain des résultats thérapeutiques. Si, par la méthode des vaccinations progressives on parvient à rendre l'organisme moins sensible, ou même insensible à l'action de substances antérieurement nuisibles à son fonctionnement normal, on a réussi à détruire l'état anaphylactique : nul autre critérium n'est exigé.

c) Certains, élargissant le cadre de l'anaphylaxie, admettent son existence lorsqu'apparaissent des phénomènes traduisant une perturbation brusque du milieu intérieur. Donc seront, sans hésitation, étiquetés «anaphylactiques» la plupart des symptômes observés dans la sérothérapie ou dans la cure par les arséno-benzènes. Que dans ces conditions survienne un «choc» vasculo-sanguin, même à l'inoculation première, ce sera de l'anaphylaxie. — Or, cette conception amène à confondre : pouvoir sensibilisateur et action toxique de certaines substances ; ce qui n'est nullement identique.

d) A l'étranger, la tendance des pathologistes paraît être de négliger les enseignements des expérimentateurs, pour s'appuyer uniquement sur des bases cliniques. Les mots d'anaphylaxie, d'hypersensibilité, de sensibilisation, sont employés indifféremment : les médecins américains, anglais, italiens, adoptent volontiers ces termes. — Dans les pays de langue allemande, en emploie surtout, pour désigner ces états, les termes d'allergie ou de diathèse.

e) Si, en s'appuyant sur une base expérimentale, on peut donner de l'anaphylaxie une définition claire et précise, il n'en va pas de même quand on la considère en pathologie humaine. Dans un récent article magistral sur l'anaphylaxie, M. PAGNIEZ expose avec sincérité toutes les obscurités du problème, ainsi que les difficultés actuelles d'une délimitation, et conclut que nous en sommes encore à cette période indécise où l'on ne saurait être catégorique.

Il nous semble, comme à lui, que pour accepter dans le cadre de l'anaphylaxie, telle maladie ou tel syndrome, il faut réaliser une synthèse large des notions fournies par l'expérimentation et la pathologie humaine. A nos yeux, *le substratum des états anaphylactiques doit être cherché dans la sensibilisation ou l'hypersensibilité de l'organisme, susceptibles de se traduire par des manifestations cliniques polymorphes, mais reliées entre elles par un certain nombre de traits communs :* dans la suite de cet exposé, nous nous efforcerons d'expliquer et de justifier cette conception.

2° Le langage nosographique, actuellement, utilise diverses appellations créées pour désigner certains faits ressortissant à l'anaphylaxie ou voisins d'elle. Il est nécessaire de fournir pour chacune d'elles une brève définition.

Du mot anaphylaxie sont dérivées plusieurs appellations désignant l'état réfractaire ou d'immunité; elles impliquent l'idée d'une protection réalisée avec une intensité ou une rapidité variables. C'est d'abord l'antianaphylaxie, expression créée par M. BESREDKA. Étymologiquement, le premier terme d'anaphylaxie prête à des critiques : car le préfixe grec ανα ne possède pas le sens de contraire, mais celui de : plus haut, en montant. Le terme d'anti-anaphylaxie accentue ces incorrections. Mais il est adopté dans le langage médical courant. — Les deux mots skeptophylaxie et tachyphylaxie ont été forgés presque simultanément. Le premier a été imaginé par MM. CHAMPY et GLEY (1911). Il sert à désigner le phénomène d'immunisation rapide qui survient dans l'organisme après injection de petites doses d'extrait de corps jaune : la caractéristique est la promptitude avec laquelle la protection est réalisée : (ταχυς rapide). Le mot de skeptophylaxie a été créé par MM. LAMBERT, ANCEL et BOIN (1911), il vise la protection plus rapide encore (σκηπτος, foudre). — M. PESCI (1916), dans les phénomènes de protection ou d'immunisation consécutifs aux injections déchaînantes, distingue entre l'antianaphylaxie et la déanaphylaxie. Celle-ci s'applique aux procédés d'inhibition du choc anaphylactique, lequel est obtenu par les moyens non spécifiques. L'antianaphylaxie désigne à ses yeux ce que BESREDKA considère comme une désensibilisation par l'antigène spécifiquement responsable. — Tout récemment M. SICARD (1921) a proposé l'appellation de topophylaxie pour un procédé qui consiste à enclore par une ligature, dans un segment veineux, une substance à effet perturbateur (dans l'espèce un arséno-benzène), et le sang lui-même. Dans ce circuit fermé s'opèrent des modifications moléculaires qui permettent d'éviter un choc ultérieur.

A l'étranger, au lieu d'employer le mot d'anaphylaxie, on se sert volontiers du terme de sensibilisation ou d'hypersensibilité. Dans ce même groupe doit être rangé celui d'allergie, dont il est nécessaire de donner une définition exacte. L'expression a été créée en 1906 par v. Pirquet et Schick, à la suite de leurs études commencées en 1903 sur les réactions vaccinales, puis la maladie du sérum. Elle signifie seulement que la réaction est changée (αλλή εργεία). Dans beaucoup de cas elle est plus justifiée que celle d'immunisation : car les infections ou les intoxications peuvent entraîner une sensibilité accrue, ou au contraire, diminuée, et même une insensibilité (hyperergie, hypoergie et anergie). Les conceptions de v. Pirquet sont exposées complètement dans son livre intitulé : «*Allergie*» (Berlin 1910). Dans la nomenclature de v. Pirquet l'antianaphylaxie correspond à l'anergie.

3º A l'heure actuelle on parle beaucoup de **colloïdes** ; on invoque à chaque pas leur intervention dans les phénomènes normaux ou pathologiques. A quiconque essaie de pénétrer dans le mécanisme de l'anaphylaxie, de l'immunité, de nombreux états pathologiques, leur connaissance est indispensable. Il n'est pas superflu de résumer brièvement quelques notions sommaires à leur sujet.

Les colloïdes sont des systèmes complexes formés d'éléments liquides et solides intimement mélangés, à ce point que, vus superficiellement, ils paraissent homogènes. Ce sont cependant des *pseudo-solutions*. Ils présentent l'état particulier d'équilibre que, depuis Graham (1861), on dénomme état colloïdal. On connaît diverses espèces de colloïdes : surtout intéressants pour la biologie et la médecine humaine sont les colloïdes naturels, constituants des êtres vivants : ils sont surtout répandus dans les liquides organiques (sang, lymphe) et forment la substance même des cellules. L'état liquide des colloïdes se présente sous la forme d'une solution aqueuse d'électrolytes, c'est-à-dire de sels ; elle est électriquement neutre et douée d'une certaine viscosité : ce dernier élément joue un rôle important dans le maintien de l'équilibre de la pseudo-solution colloïdale. A l'état solide les colloïdes représentent une matière organique, de nature albuminoïde ou autre (hydro-carbonée ou plus complexe) *caractérisée surtout par l'impossibilité de traverser les membranes dialysantes.*

Il est nécessaire de distinguer quant à leur constitution les hydrosols et les hydrogels.

a) **Hydrosols.** — La matière solide y est divisée en particules extrêmement ténues, dénommées depuis NAEGELI *micelles.* Elles sont visibles seulement à l'ultra-microscope, à la condition qu'elles ne soient ni trop petites ni transparentes. Néanmoins leurs dimensions dépassent beaucoup celles des molécules, car la réunion de plusieurs de ces dernières est nécessaire pour constituer une micelle. Chacune des micelles est généralement animée de mouvements incessants, désordonnés, irréguliers, traduisant l'agitation moléculaire du liquide qui les contient en suspension (*mouvements browniens*). Elle est décomposable en deux parties : une masse centrale, le *granule* et une couche mince qui entoure ce dernier : le *liquide périgranulaire.* Celui-ci représente une solution concentrée d'électrolytes. Ces deux éléments : granule et liquide périgranulaire ont des charges électriques de signe contraire et inégales, en sorte que la prédominance d'une de ces charges confère au colloïde son signe propre.

La portion active de la micelle dans les modifications d'équilibre est représentée par le liquide périgranulaire où sont accumulés des ions maintenus autour du granule par les forces dites *d'adsorption.* Ces dernières sont physiques plutôt que chimiques ; elles dérivent de phénomènes électriques de contact et servent à maintenir la stabilité du système colloïdal.

b) **Hydrogels.** — Certaines modifications d'équilibre des colloïdes naturels aboutissent à une coagulation, c'est-à-dire à un phénomène qui a pour résultat la formation d'un réticulum : celui-ci est constitué par une trame fortement imbibée d'eau, tandis que les espaces intermédiaires sont uniquement remplis par une solution aqueuse.

Les colloïdes présentent une particularité qui, depuis longtemps, a frappé les observateurs. Tandis que les cristalloïdes soumis à des changements physiques ou chimiques conservent leurs propriétés, au contraire, dans les colloïdes, avec le temps apparaissent des modifications spontanées que l'on a coutume de décrire comme un « mûrissement » ou un « vieillissement ». Elles sont caractérisés par ce fait que, dans une pseudo-solution colloïdale, au bout d'un temps variable, les particules s'agglomèrent et forment des amas plus importants ; l'élasticité de la solution diminue ; elle perd son homogénéité et devient trouble. Les colloïdes se modifient donc avec le temps. On leur assigne même ce qu'on a appelé une courbe de vie, avec une jeunesse et une sénilité, à ce point que dans le langage physico-chimique, on considère que ce sont des « individus » particuliers.

Tôt ou tard dans leur évolution, suivant un mode brusque ou lent, micelles et granules peuvent subir un changement profond ; ils sont frappés de mort : l'état colloïdal cesse d'exister. Alors survient la floculation caractérisée par l'accolement entre eux des granules de la pseudo-solution colloïdale et par la perte de la couche périgranulaire. Le rôle de la floculation dans divers phénomènes biologiques, en particulier dans le choc vasculo-sanguin, semble considérable. C'est autour de cette notion qu'ont gravité la plupart des recherches qui, dans ces derniers temps, ont inspiré l'hypothèse physico-chimique de l'anaphylaxie.

———

CHAPITRE II

L'ANTIANAPHYLAXIE EXPÉRIMENTALE

Quelques années après la découverte du phénomène de l'anaphylaxie par RICHET, les expérimentateurs eurent rapidement le désir de trouver, par des procédés divers, le ou les moyens de prévenir, d'atténuer ou de combattre ses conséquences. La lecture des travaux effectués dans les laboratoires de différents pays est assez instructive : elle montre l'évolution des idées à ce sujet. Le problème a été abordé de divers côtés.

Quelques expérimentateurs, par des voies détournées, ont été progressivement amenés à produire chez le sujet une sorte de vaccination, c'est-à-dire à faire pénétrer dans l'organisme par doses fractionnées, progressivement plus abondantes, l'antigène lui-même. — D'autre part, on a voulu tenter de réaliser la transmission passive de l'immunité, de même que couramment on peut conférer à un animal « neuf » la sensibilisation, en l'inoculant avec du sang ou du sérum d'un sujet déjà sensibilisé. Les uns et les autres ont fait ainsi de l'antianaphylaxie au sens exact de cette appellation, c'est-à-dire que, activement ou passivement, on a voulu produire dans l'organisme une modification entraînant une vulnérabilité moindre, ou même un état réfractaire, à l'action d'une substance anaphylactogène.

Dans un autre sens les expérimentateurs ont essayé de supprimer par avance ou d'atténuer les effets du choc vasculo-sanguin survenant lors de l'introduction seconde d'un antigène dans l'organisme préparé. Il s'agit alors, si l'on veut, d'anti-anaphylaxie indifférente, de déanaphylaxie ; mais les résultats des recherches ne sont pas tous concluants.

Les méthodes ou procédés doivent, croyons-nous, être étudiés dans des chapitres distincts.

Premier groupe. — **La vaccination spécifique effectuée par l'antigène sensibilisateur lui-même ou par un antigène de constitution assez voisine**

A. *Les procédés de* BESREDKA. — Ils permettent d'éviter le choc anaphylactique chez un animal sensibilisé, en le traitant par des injections de la substance même par laquelle il a été sensibilisé (antigène).

Les moyens de protection peuvent être schématisés ainsi :

1º Toute inoculation d'antigène faite *avant la fin de la période d'incubation* prolonge cette période et permet l'injection, sans danger, de la même substance à un moment et à une dose où elle est mortelle pour les animaux témoins.

2º *Lorsque la période d'incubation est écoulée* et qu'est bien établie la sensibilité anaphylactique, toute inoculation d'antigène qui n'amène pas la mort rend l'animal capable de résister à l'injection d'une dose plus considérable, même mortelle pour les témoins. Cet état réfractaire se manifestera lorsque l'antigène aura été administré en très faible quantité et sans qu'il se soit produit à la suite le moindre trouble, ou lorsque la dose infra-mortelle a provoqué un choc dont l'animal a pu se rétablir. Toute voie d'introduction est efficace pour réaliser l'antianaphylaxie, quel que soit le lieu où doive être pratiquée plus tard l'injection d'épreuve. L'état réfractaire est obtenu : en quelques heures par la voie sous-cutanée, un peu plus vite par les voies péritonéale ou arachnoïdienne, presque instantanément par la voie veineuse. Il peut être renforcé et permettre l'introduction de centaines de doses mortelles sans aucune manifestation pathologique, par la méthode des injections subintrantes, progressivement croissantes, qui constitue le plus parfait des procédés d'antianaphylaxie spécifique.

Les notions essentielles qui viennent d'être résumées n'ont naturellement pas été obtenues d'emblée. L'historique des recherches qui y ont abouti va permettre de donner quelques précisions (¹).

Dès que fut bien observé le choc anaphylactique, et surtout dès que l'importance du rôle joué en pathologie humaine par l'anaphylaxie eut été entrevu, on chercha à combattre les effets de ce que l'on supposait être le «poison» anaphylactique, par les méthodes antitoxiques. On essaya d'employer des substances chimiques, neutres, acides ou alcalines : les résultats furent négatifs.

C'est alors que, le premier, OTTO (1906) fit cette constatation : il s'aperçut que des animaux ayant survécu à une première injection déchaînante, ne présentent, à des inoculations ultérieures aucun signe de maladie. Cette « diminution » de la sensibilité à l'action du sérum de cheval ne subsiste d'ailleurs que pendant un temps relativement court, puis elle disparaît.

De leur côté ROSENAU et ANDERSON avaient essayé de vacciner très solidement des cobayes «par la technique des injections répétées que l'on emploie pour réaliser l'immunité active des toxines microbiennes». Ils introduisaient dans le péritoine de ces animaux 1 à 6 c³ de sérum de cheval, dès le huitième jour après l'injection sensibilisante, et répétaient ces injections tous les six ou huit jours ; ou encore, ils leur injectaient 1 c³ pendant dix jours ou plus longtemps. Les animaux ainsi traités montrèrent une résistance accentuée à l'injection ultérieure du sérum de cheval.

BESREDKA et STEINHARDT répétèrent d'abord les expériences de ROSENAU et ANDERSON, injectant à plusieurs reprises 5 c³ de sérum dans le péritoine de cobayes qu'ils éprouvaient ensuite par voie cérébrale ; les injections péritonéales étaient faites soit avant, soit après la fin de la période d'incubation. Ils s'aperçurent bientôt qu'il était inutile de répéter les injections, qu'une seule dose permettait de protéger contre les effets nuisibles de l'injection cérébrale ; enfin que cette protection était très rapide, s'établissant en moins de vingt-quatre heures et même en une heure et demie après injection de 5 c³ dans le péritoine. Ce n'était pas le mécanisme de l'immunité antitoxique.

(¹) Comme presque toutes les expériences ont lieu chez le cobaye et avec le sérum de cheval, il est nécessaire pour fixer les idées de rappeler les données suivantes : chez le cobaye sensibilisé depuis douze à quinze jours par injection, en un point quelconque, de un centième à un, deux centièmes de centimètre cube de sérum, une injection seconde de 5 à 6 ccs. dans le péritoine ou sous la peau amène la mort dans 25 % des cas environ. Une injection d'un vingtième de centimètre cube dans les veines ou dans le cerveau, tue constamment l'animal en quelques minutes.

D'autre part le sérum des animaux ainsi traités ne protégeait nullement, contre le choc anaphylactique, des animaux témoins : absence d'immunité passive ne s'accordant pas non plus avec l'hypothèse de la formation d'une antitoxine. Enfin Besredka et Steinhardt parvinrent à protéger les animaux sensibilisés par introduction, dans le cerveau, de faibles doses de sérum de cheval ($^1/_4$ de c³) avant la fin de la période d'incubation. Or, une toxine ne vaccine jamais quand on l'introduit dans le cerveau. Donc il s'agissait d'un phénomène tout particulier auquel ils donnèrent le nom d'antianaphylaxie, et qu'ils voulurent étudier en détail.

Ils virent ainsi que de très faibles doses de sérum de cheval ($^1/_{40}$ à $^1/_{400}$ de c³) introduites dans le cerveau de cobaye douze jours après l'injection sensibilisante, suffisent à le protéger contre l'injection cérébrale ultérieure d'un quart de centimètre cube. L'état antianaphylactique apparaît en général en moins d'une demi-heure, parfois seulement en vingt-quatre heures, probablement en raison du traumatisme que causent les injections cérébrales. Ce traumatisme est d'ailleurs un inconvénient de l'antianaphylaxie par voie cérébrale, comme l'est, pour la voie péritonéale, l'emploi de grosses doses (4 à 5 c³) qui, chez des cobayes plus sensibles que la moyenne, entraînent parfois d'elles-mêmes les accidents de choc, contre quoi elles devraient protéger.

Besredka enlève à cette méthode antianaphylactisante toute nocivité pour l'animal, en montrant que des quantités très réduites de sérum ($^1/_5$ à $^1/_{100}$ de c³) injectées dans le péritoine suffisent à le vacciner en cinq heures, contre l'injection d'un quart de c³ dans le cerveau. Ces faibles doses sont encore utilisables par voie veineuse ($^1/_{30}$ de c³), par voie rachidienne ($^1/_{10}$ de c³) et sous-cutanée ($^1/_{10}$ à $^1/_{20}$ de c³). La voie veineuse procure l'état réfractaire presque instantanément ; la voie cérébrale, en une demi-heure ; la voie rachidienne, en une heure ; les voies péritonéale et sous-cutanée, en quatre heures. Les méthodes précédentes donnent une protection contre quelques doses mortelles, cinq à dix au plus. Elles sont insuffisantes lorsqu'on doit pratiquer des injections massives intra-veineuses, soit aux animaux pour l'obtention de certains sérums, soit à l'homme dans un but thérapeutique.

Telles sont résumées les étapes diverses qui ont permis d'arriver à concevoir et réaliser la vaccination antianaphylactique. Celle-ci appliquée d'abord à la séro-anaphylaxie chez le cobaye, a été étendue à diverses espèces animales et à des antigènes très variés. — Le lapin (BESREDKA), la chèvre (CRUVEILHIER), le cheval (BRIOT et DOPTER), le bœuf et le chien (RICHET) en sont justiciables, qu'ils aient été sensibilisés par des sérums variés, par du lait (CRUVEILHIER), du blanc d'œuf (BRONFEN-BRENNER), des globules rouges ou blancs (BESREDKA), de la congestine (RICHET), des microbes (CRUVEILHIER, BRIOT et DOPTER).

B. *Essais de vaccination par un antigène différent de l'anti-gène sensibilisateur.* — La spécificité étroite de l'antianaphylaxie semblait avoir été prouvée par les recherches de FRIEDBERGER et de ses collaborateurs, de PFEIFFER ; plus récemment, elle a été fort discutée. Les travaux de M. DE WAELE, de VAUGHAN, ceux de PFEIFFER et MITA, ABDERHALDEN avaient montré les uns la toxicité des produits de clivage des albumines ; les autres, la présence d'un pouvoir protéolytique dans le sérum des animaux sensibilisés ; l'étude déjà ancienne de l'action de la peptone, avait révélé des phénomènes tout à fait analogues à ceux de l'anaphy-laxie ; BIEDL et KRAUSS avaient admis l'identité, confirmée par plusieurs expérimentateurs, entre le choc peptonique et le choc anaphylactique.

Ces derniers savants crurent pouvoir conclure, de certaines de leurs expériences, que des chiens et des cobayes sensibilisés par une albumine, puis traités par une injection de peptone, sont immunisés contre une injection ultérieure de la même albumine, et que, inversement, des animaux en état d'antianaphylaxie, demeurent insensibles à une injection de peptone. Donc il sem-blait exister chez ces animaux une antianaphylaxie aspécifique pouvant être produite notamment par la peptone. Les expé-riences de PFEIFFER et MITA, de MANWARING sur le chien, de LOEWIT sur le lapin, de WERBYTZKY, d'AWERBUCH sur le cobaye, montrèrent bien qu'il ne s'agit pas d'une antianaphylaxie vraie. L'antianaphylaxie spécifique n'entraîne pas plus l'immunité à l'endroit de la peptone, que l'injection de peptone ne protège, vis-à-vis de l'antigène primitif, un animal sensibilisé par ce dernier. Le seul effet est une augmentation faible et passagère (vingt-quatre heures) de résistance à l'injection déchaînante d'an-tigène, par l'injection de peptone, et inversement.

C. *L'antianaphylaxie à l'égard de plusieurs antigènes.* — BESSAU a étudié l'antianaphylaxie chez des animaux activement et *simul-tanément préparés*, au moyen de plusieurs antigènes. Il constate

2

que des cobayes sensibilisés à la fois par deux antigènes (sérums de cheval et de mouton) sont antianaphylactisés vis-à-vis des deux par l'injection d'un seul ; de même des cobayes ayant, dans ces conditions, résisté au choc peuvent tolérer sans incident une injection d'anaphylatoxine bactérienne.

Cette question a été reprise par FRIEDBERGER (1912) et ses collaborateurs SZYMANOWSKI et LURA. Avec le premier, FRIED-BERGER montre que les cobayes préparés à la fois par le sérum de mouton et celui de cheval et éprouvés au moyen de ce dernier antigène, montrent une résistance considérable vis-à-vis du sérum de cheval, mais une résistance très faible à l'égard du sérum de mouton. D'autre part, FRIEDBERGER et LURA montrent que les animaux simultanément sensibilisés avec plusieurs antigènes bactériens manifestent également une grande résistance vis-à-vis de la seule anaphylatoxine employée en injection déchaînante tandis que cette résistance demeure faible pour l'autre antigène.

D. *Vaccinations par voie entérale.* — Les recherches précédentes ont toutes été exécutées en utilisant la voie parentérale. On a pu cependant réaliser l'antianaphylaxie par le tractus digestif. C'est ce qui ressort des recherches de GRINEFF (1911) exécutées avec le blanc d'œuf, de Ch. RICHET avec la crépitine, etc. Le détail de ces tentatives a été d'ailleurs exposé, et leur sens général interprété, dans une récente monographie de MM. LAROCHE, RICHET fils et SAINT-GIRONS ; il en découle cette conclusion que, par voie digestive, la réalisation de l'anaphylaxie et de l'antianaphylaxie donne des résultats inconstants, irréguliers, sur lesquels il est impossible de compter en toute assurance; car il faut, par la voie entérale, faire intervenir l'élément primordial de l'absorption, plus ou moins importante, sans désintégration ou dislocation moléculaire, de l'antigène introduit.

Deuxième groupe. — **La thérapeutique du choc (appelée par M. PESCI désanaphylaxie)**

Ce groupe réunit un grand nombre de substances employées dans le but d'éviter ou d'atténuer une des manifestations de l'état d'hypersensibilité : le choc anaphylactique. Or, d'une part, le mécanisme de celui-ci est complexe; d'autre part, il entraîne de multiples conséquences : il en résulte qu'il est bien difficile de rassembler dans une seule étude des méthodes dont les moyens et le but ne sont point semblables. Leur exposé sera fait plus utilement dans un chapitre suivant. Cependant là encore, il convient d'établir une distinction bien nette entre les méthodes utilisant l'antigène pour la désensibilisation dont il a été parlé précédemment, et celles dont le but est, si possible, de prévenir, au moins d'atténuer le choc. Or, certaines substances ont un double pouvoir : elles désensibilisent l'animal et protègent contre le choc. Certaines au contraire ne possèdent qu'une propriété, celle d'agir contre les conséquences du choc.

Voici deux exemples montrant la différence : Soit un cobaye sensibilisé avec un antigène souvent employé (sérum équin) ; en pratiquant des injections d'épreuve, à des doses fractionnées, avec lenteur, en évitant une pénétration brusque, on diminue la violence du choc; celui-ci est fort atténué. Puis, quelques semaines après, on recherche avec le même antigène, l'état de l'animal, et l'on constate que la désensibilisation persiste : c'est de l'anti-anaphylaxie spécifique. — Autre expérience : MM. LUMIÈRE et CHEVROTIER (1920) préparent des cobayes avec du sérum de cheval ; quand l'anaphylaxie est obtenue, ils leur injectent une petite quantité d'une suspension fine de sulfate de baryte. Eprouvés alors au moyen de sérum équin, les cobayes ne pré-sentent que des troubles légers ; or, sans l'injection préalable, d'une suspension barytée, la quantité de sérum injecté aurait provoqué la mort. Inversement, la vaccination au moyen de doses subintrantes d'antigène (sérum équin) ayant été réalisée, les animaux seront insensibilisés vis-à-vis du choc barytique.

Troisième groupe. — L'antianaphylaxie passive

Cette méthode toute récente a été imaginée par M. DE WAELE. Ce médecin propose d'utiliser ce qu'il appelle des séroplasmes que l'on pourrait administrer *per os*. Chez un animal sensibilisé au moyen d'un sérum animal, M. DE WAELE produit, par une injection déchaînante un ictus anaphylactique. Il recueille le sang de cet animal au moment où le sang est incoagulable, c'est-à-dire dans cette phase où, après le choc, s'est développée l'antithrombine, elle-même facteur d'incoagulabilité. De ce sang, par dilution, il enlève le fibrinogène ; il subsiste un sérum que, en raison de son extraction dans des conditions particulières, M. DE WAELE appelle séroplasme. Ce produit est susceptible de transmettre l'immunité passive à des cobayes en état d'anaphy-laxie par et pour un antigène déterminé. M. DE WAELE estime que la protection réalisée par ce moyen est assez large pour qu'elle puisse fournir un moyen thérapeutique efficace. Il espère beaucoup de l'emploi de cette méthode comme moyen de prévention ou de traitement des accidents sériques.

*   *   *

De quelque variété d'antianaphylaxie qu'il s'agisse, il faut être prévenu que *la question de l'espèce animale joue un rôle*. Chez le cobaye, le chien, l'homme, à des degrés différents, on peut obtenir l'antianaphylaxie ; le lapin au contraire ne la présente pas ; M. ARTHUS a longuement insisté sur cette particularité. Voilà donc un facteur non négligeable. Quant à la durée de l'antianaphylaxie, elle est variable. Par la vaccination au moyen de l'antigène, BESREDKA et STEINHARDT notent, trois mois après l'injection déchaînante, l'état persistant d'insensibilité du cobaye. OTTO, PFEIFFER, l'évaluent à plusieurs semaines. M. ARTHUS objecte que, précisément, le cobaye est un mauvais terrain d'études, en raison de la facilité avec laquelle peut se développer chez lui l'antianaphylaxie. Au surplus, il ajoute que cette « antianaphylaxie du cobaye ne saurait être considérée comme équivalente à l'état normal ». Elle disparaît au bout d'un certain temps pour laisser reparaître l'anaphylaxie; l'état prétendu réfractaire chez le cobaye devrait donc plutôt être considéré comme une hypersensibilité masquée, non supprimée. La durée de l'immunisation par le moyen des vaccinations dépend en outre des doses d'antigène introduites : des quantités fortes amènent une désensibilisation plus durable.

L'antianaphylaxie non spécifique « indifférente » au contraire, dure fort peu, un à deux jours, pas davantage : donnée importante qu'il ne faut pas oublier dans la pratique.

CHAPITRE III

LES ÉTATS ANAPHYLACTIQUES EN CLINIQUE HUMAINE. — LEURS CARACTÉRISTIQUES GÉNÉRALES. — LEURS CRITÈRES

Il ne paraîtra pas inutile que, avant d'entreprendre, l'étude des méthodes antianaphylactisantes, soient brièvement exposés les signes auxquels, à l'heure actuelle, on prétend sur le terrain clinique, reconnaître l'état d'hypersensibilité ou de sensibilisation de l'organisme. Une délimitation, au moins provisoire, est bien nécessaire. Beaucoup de bons esprits la réclament avec d'autant plus de vigueur que depuis quelques années on a fait un abus réel de la dénomination et de la conception de l'anaphylaxie. Tout récemment M. PAGNIEZ exprimait de sages réserves sur l'admission trop facile de certains états ou maladies dans le cadre de l'anaphylaxie.

Cette dernière peut être décelée à l'état permanent et lors des « crises » à allure plus ou moins grave.

1º **Les critères permanents.** — En dehors de toutes manifestations épisodiques ou paroxystiques, il est bien difficile, par le seul examen objectif, de conclure si tel sujet présente un état anaphylactique et l'origine exacte de celui-ci. C'est pourquoi l'on a préconisé des méthodes de laboratoire susceptibles, par des artifices, de démasquer l'existence de cet état d'hypersensibilité.

a) Un des procédés employés à l'heure actuelle consiste dans *l'exploration de la sensibilité cutanée*, en inoculant dans l'épiderme ou dans le derme, la substance dont on suppose qu'elle joue un rôle perturbateur. C'est, par exemple, un sérum thérapeutique et, suivant certains auteurs, la recherche de l'intradermo-réaction fournirait souvent des résultats très concluants qui permettent de dire que le sujet, antérieurement, a été inoculé par cette même substance dans un but thérapeutique. — C'est encore la cuti-réaction pratiquée systématiquement dans certaines formes d'asthme, d'urticaire, comme cela sera précisé ultérieurement : on recherche si tel aliment ingéré, telle protéine inhalée ne seront pas les facteurs directs de l'état anaphylactique. Parfois sans qu'on ait eu l'intention de les provoquer, des phénomènes d'hypersensibilité apparaissent peu après que la réaction cutanée avait été positive ; preuve que l'absorption a été faite, et qu'une dose minime d'antigène suffit à provoquer le trouble.

De fait, ces réactions cutanées sont souvent infidèles ou trompeuses, car il n'existe pas forcément un parallélisme entre l'état anaphylactique et le caractère positif des réactions cutanées.

b) Un moyen sûr devrait consister dans la transmission de *l'anaphylaxie passive*. Celle-ci a été réalisée par quelques auteurs (MANOÏLOFF, BRUCKNER, HOOBLER, SCHULTZ et LARSON, etc.) : ils prélèvent du sang à des malades, l'inoculent à des cobayes, puis éprouvent ces animaux avec une injection, qui devra être déchaînante, de l'antigène incriminé. Cette méthode, théoriquement valable, n'a cependant pas reçu des applications courantes.

c) Pendant quelque temps, on voulut attribuer une valeur à *l'éosinophilie sanguine*, et prétendre que cette figure anormale devait permettre de conclure à l'existence d'un état anaphylactique. On s'était appuyé sur la présence en quantité abondante de cellules oxyphiles dans un certain nombre d'affections ou de syndromes ayant entre eux une parenté certaine : asthme, dermatoses diverses, etc. L'éosinophilie a été étudiée par de nombreux auteurs, en particulier WEINBERG et SEGUIN (1913), F. BEZANÇON et MOREAU (1914) et tout récemment par M. SCHIFF (1921). Le travail de MM. BEZANÇON et MOREAU concerne les cas cliniques : il en ressort que l'éosinophilie ne doit pas être envisagée comme une manifestation anaphylactique. Il faut la considérer comme une réaction appartenant en propre à certains états et surtout aux intoxications par des substances albumineuses, substances venues du dehors par voie entérale ou inoculées à l'organisme par des parasites. Mais l'éosinophilie n'est qu'un élément variable, nullement caractéristique de l'anaphylaxie.

d) Certains états d'hypersensibilité reposeraient, pour quelques-uns, sur une base particulière : 'la *vagotonie*, c'est-à-dire l'excitabilité anormale de la dixième paire. Cette conception a été défendue par HESS et EPPINGER (1910): elle serait caractérisée par la tendance à la bradycardie, l'hypotension artérielle, l'arythmie respiratoire et l'étroitesse des pupilles. Peut-être cette « constitution particulière» forme-t-elle le substratum nerveux de certains syndromes asthmatiques.

Au total nous ne possédons aucun signe certain, permettant d'affirmer, sans réserves, la présence d'un état permanent d'hypersensibilité et dans la pratique, la preuve la plus concluante est administrée lorsque, par un procédé de vaccination spécifique, on obtient sa disparition.

2º **La « crise » anaphylactique.** — C'est elle qui doit être considérée comme dénonciatrice. Latente ou patente, atténuée ou portée à son maximum, elle constitue une manifestation authentique de l'état anaphylactique. Les remarquables travaux de M. WIDAL ont tracé sa physionomie et montré toute son importance nosographique.

Les symptômes qui la traduisent sont variables; leur intensité n'est pas la même. Pourtant il existe des traits communs permettant, sinon de la reconnaître avec certitude, du moins de soupçonner son existence. C'est l'apparition inopinée ou prévue, parfois brutale de manifestations cardiovasculaires, cutanées, respiratoires ou nerveuses, assemblées ou dissociées. — C'est le syndrome à allures sévères du choc vasculo-sanguin, présenté par des sujets ayant déjà subi une inoculation de sérum thérapeutique et chez qui, à nouveau, du sérum est injecté. — C'est la crise d'asthme «essentiel» de quelque origine qu'elle soit. — Ce sont des déterminations cutanées à type fluxionnaire, d'étiologie variée. — C'est encore l'hémoglobinurie paroxystique, dite essentielle, exemple singulier de ce qui peut survenir chez un sujet sensibilisé, «par et pour lui-même», au moyen de son propre sérum.

A la base même de ces syndromes M. WIDAL a placé la crise vasculo-sanguine, qu'il a appelée colloïdoclasique, car elle comporte, suivant toutes probabilités, l'existence d'une rupture de l'équilibre colloïdal du sérum sanguin. Faut-il rappeler ses caractéristiques? Elle se rapproche étrangement de celle que la physiologie ou l'expérimentation nous ont appris à connaître dans les intoxications sériques, peptonées, le choc par les métaux colloïdaux, réalisés chez les animaux et que, à son gré, l'expérimentateur peut provoquer, puis suivre dans tous ses détails.

Dès le début de la perturbation organique, surviennent la chute de la pression artérielle et des modifications profondes du sang envisagées d'un point de vue physico-chimique et biologique.

En vérité tout concourt à faire admettre que, brusquement, dans l'équilibre sanguin, surviennent des modifications brutales, profondes, mais transitoires et facilement réparables. A ce moment, endothéliums des capillaires sanguins et lymphatiques, et surtout endothéliums hépatiques subissent des altérations susceptibles de retentir sur leur état physique ou secrétoire. La rupture de l'équilibre colloïdal entraîne de la vaso-dilatation ; les centres nerveux en éprouvent précocement, et d'une façon prépondérante les conséquences fâcheuses. A cette crise vasculo-sanguine, hémo- ou colloïdoclasique, doit être attribuée une importance particulière : elle peut être apparente, mais parfois il est nécessaire de la rechercher, car elle précède les manifestations cliniques dont elle devient l'annonciatrice. Dans certains syndromes respiratoires (asthme), ou digestifs (urticaire), M. WIDAL a montré qu'elle est constante, mais qu'elle devance les manifestations cliniques, lesquelles doivent être considérées comme les conséquences extériorisées de cet incident pathologique.

Au surplus, *comme à propos de l'anaphylaxie expérimentale, il convient d'établir que crise hémoclasique et hypersensibilité ne sont pas, l'une par rapport à l'autre, en une dépendance absolue.* La crise colloïdoclasique peut survenir en dehors de l'état anaphylactique et celui-ci peut exister, ou mieux subsister, sans que survienne une crise hémoclasique. Il ne paraît pas inutile de le répéter : car dans la pratique courante de nombreuses confusions sont journellement commises.

L'état d'hypersensibilité auquel on donne le nom d'anaphylaxie, souvent, comporte, à un moment déterminé, une « extériorisation » : c'est la crise hémoclasique. Mais il se peut que rien ne décèle l'état anaphylactique : il reste, sinon latent, du moins silencieux, occulte.

Inversement, des crises vasculo-sanguines surviennent sans que, antérieurement, l'organisme ait été sensibilisé vis-à-vis de la substance perturbatrice : des exemples peuvent être cherchés dans les chocs par les arsénobenzènes et les métaux colloïdaux. Introduits par voie intra-veineuse, en inoculation première, ils produisent souvent les phénomènes du choc ; or, il semble bien difficile, à leur propos, d'invoquer l'existence d'une sensibilisation antérieure.

CHAPITRE IV

LES PRINCIPES DES DIFFÉRENTES MÉTHODES ANTIANAPHYLACTISANTES

Pour combattre l'état d'anaphylaxie, diverses méthodes s'offrent aux pathologistes. Elles se proposent un but analogue, mais elles diffèrent par les moyens : on a essayé d'empêcher l'introduction ou la réintroduction de la substance sensibilisante, ou de lui faire subir une modification susceptible de la rendre inoffensive ; ou encore, on tente d'habituer, par un mode lent ou rapide, le sujet aux influences perturbatrices qu'engendre cette substance. Enfin, on cherche à éviter la floculation productrice du choc, ou du moins, à en atténuer les conséquences.

1º Théoriquement, *il serait logique d'empêcher l'introduction ou la réintroduction dans l'organisme, de la substance sensibilisante* : le problème serait ainsi résolu. Mais, dans la pratique, il est difficile de réaliser intégralement ce postulatum.

Souvent, en effet, on ne peut priver le sujet de la substance incriminée qui représente pour lui la base même de l'alimentation ; c'est le cas de certains malades qui manifestent une intolérance pour le lait. En pareille éventualité, la situation est souvent critique ; et l'on est obligé de substituer un lait à un autre, ou de l'administrer sous une forme modifiée. Ou bien la pénétration de l'antigène s'effectue en vertu d'un mécanisme obscur ou occulte ; il s'agit d'une substance inconnue ou involontairement inhalée. L'histoire des asthmes périodiques ou apériodiques, de ceux qui sont rattachés à une origine alimentaire, est très significative à cet égard. Souvent il faut chercher avec persévérance, employer des moyens indirects, faire appel aux réactions ou méthodes de laboratoire, susceptibles de dénoncer l'intervention de facteurs non soupçonnés. Mais si la recherche est positive, on a l'espoir d'arriver au résultat souhaité. Enfin, dans certaines circonstances, il n'est pas possible d'éviter l'introduction de la substance sensibilisante : c'est le cas de la sérothérapie ou de certains médicaments ; il est nécessaire de chercher d'autres moyens antianaphylactiques.

2° C'est pourquoi lorsqu'on employa, dans un but curatif, des corps nocifs pour l'organisme, on chercha à leur faire subir une *transformation physico-chimique* destinée à diminuer beaucoup leur effet perturbateur. Il faut, à titre très général, rappeler combien les biologistes, dès l'aurore de la sérothérapie, se sont efforcés d'atténuer ce qu'on appelle la toxicité primaire du sérum. En admettant que ce facteur joue un rôle important dans la genèse des accidents sériques, il est bien certain qu'on a déjà réalisé sur ce point des progrès incontestables.

3° Devant l'échec fréquemment observé des deux groupes de moyens précédemment énumérés, on s'est efforcé d'appliquer à la clinique les procédés établis d'un point de vue expérimental par M. BESREDKA : la *désensibilisation progressive* du sujet dans le but de diminuer sa vulnérabilité vis-à-vis de la substance perturbatrice. Or cette désensibilisation peut être envisagée de plusieurs manières.

a) Dans certains cas l'observation clinique ou l'enquête étiologique permettent de préciser la nature exacte de la substance nocive ; c'est, bien entendu, cette même substance qui sera réintroduite à doses fractionnées, minimes, réfractées ; la réinoculation s'effectuant soit par la voie parentérale, soit par les voies digestives ; et de la réaccoutumance progressive, ainsi réalisée, prudemment conduite, on peut citer maints exemples qui seront mentionnés plus loin ; c'est la méthode rationnelle, parce qu'on agit sur les troubles anaphylactiques par la réintroduction de l'agent perturbateur lui-même.

b) Mais là encore, le postulatum n'est pas toujours réalisable, car la nature de cet agent ne nous est pas forcément connue ;

on a donc cherché par quels moyens indirects il serait cependant possible de réaliser la désensibilisation : et l'on s'est arrêté à des agents de nature protéique d'un emploi commode, facilement maniables, à caractère « impersonnel » néanmoins susceptibles de réaliser une antianaphylaxie spécifique. Parmi ces agents la *peptone* a été beaucoup employée ; il est nécessaire d'étudier avec quelques détails les principes et les résultats de l'usage qui en a été fait.

L'action de la peptone sur le chien a été constatée pour la première fois en 1880 par SCHMIDT-MÜLHEIM, étudiée plus complètement par Franc POLLITZER, POLIELSKI, CONTEJEAN (1895), HIMMELSTJERNA, WRIGHT, DELEZENNE, CAMUS et GLEY, etc. M. NOLF lui a consacré des études du plus grand intérêt.

Immédiatement après avoir reçu, en injection intraveineuse, de la peptone, le chien normal commence à présenter une série de phénomènes dont les plus constants sont : l'incoagulabilité du sang et la chute de la pression artérielle ; puis surviennent des manifestations d'angoisse et de douleur, avec diarrhée et vomissements. La mort peut être observée, soit dans un coma progressif, soit avec une dyspnée d'une intensité croissante. Elle n'est d'ailleurs pas fatale et, en graduant les doses, en pratiquant l'injection avec lenteur on atténue tous les symptômes.

Or, tous les phénomènes qui viennent d'être décrits sont rigoureusement identiques à ceux du syndrome du choc séroanaphylactique : excitation et dépression, symptômes gastro-intestinaux, incoagulabilité du sang, chute de la pression artérielle ; lymphogenèse, sécrétion pancréatique, anurie, hypoleucocytose, chute de la température se retrouvent avec les mêmes caractères, le même degré, la même durée. Aussi comprend-on que BIEDL et KRAUSS aient admis l'identité de ces deux chocs.

La similitude des caractères de l'immunité peptonique avec ceux de la protection anaphylactique chez un animal sensibilisé appuie les idées de ces auteurs : si, à un chien qui vient de se rétablir depuis quelques heures d'un choc provoqué par la peptone, on fait une nouvelle injection de ce corps, l'animal apparaît protégé, immunisé contre une injection ultérieure. Il en est de même si après avoir pratiqué une injection à faible dose, insuffisante pour déchaîner un choc, on en pratique une autre à forte dose dans les heures qui suivent ; de même encore si l'injection forte est unique, mais poussée avec une très grande lenteur. On sait que dans ces conditions l'injection de l'antigène ne provoque aucun choc chez un animal sensibilisé à une albumine. Cette immunité peptonique n'a guère qu'un caractère un peu différent de ceux de l'immunité antiana-phylactique : sa faible durée, qui ne dépasse guère vingt-quatre heures. M. Nolf a essayé sans succès de produire chez le chien, par des injections répétées, une immunité peptonique durable, analogue à l'immunité antitoxique.

L'injection de peptone agit chez le chien par la seule voie intra-veineuse (exception faite cependant de la voie péritonéale, quand on emploie des doses vraiment considérables). — Chez le lapin normal l'injection de peptone, même à fortes doses, ne produit pas de choc. Le sang reste normalement coagulable ; il n'y a pas de baisse de tension. Cependant M. Arthus est arrivé à rendre la peptone toxique pour le lapin en sensibilisant l'animal par une série d'injections sous-cutanées.

M. Nolf admet qu'il n'y a pas de différence essentielle entre la façon de se comporter du lapin herbivore, sensible seulement après préparation et celle du chien sensible, apparemment, à la première injection. Pour le physiologiste belge, le chien carnivore serait rendu sensible dès les premiers temps de sa vie par le passage dans la circulation générale de petites doses de peptone au cours de la digestion. Ainsi l'action de la peptone sur le chien rentrerait dans les règles générales de l'anaphylaxie.

Mais il faut préciser de quelle manière et sous quelle forme la peptone pourra être utilisée dans la pratique, pour combattre les états anaphylactiques.

Tout d'abord, on doit se rappeler que les peptones employées en thérapeutique ne sont pas des substances définies, chimique-ment pures ; elles représentent plutôt un mélange de produits de digestion pepsique de la fibrine, où prédominent les protéoses ; mais elles contiennent en même temps des produits abiurétiques. C'est un élément qu'il ne faut pas négliger.

Cette réserve faite, la question doit être posée en ces termes : étant donnée l'identité très probable du choc peptonique et anaphylactique, le premier est-il susceptible de protéger contre le second ; ou, encore, l'administration par une voie quelconque de peptone est-elle susceptible de prévenir ou de combattre l'apparition des manifestations anaphylactiques ?

Dans la littérature médicale, on trouve actuellement des opinions divergentes. Les uns admettent que la peptone ne par-vient pas à protéger contre l'action nocive d'une injection déchaînante ; DOERR, FRIEDBERGER, SZIMANOWSKY, AWERBUCH, soutiennent cette thèse appuyée, nous l'avons dit, sur des expériences. MM. WIDAL, ABRAMI, IANCOVESCO pensent également que pour protéger contre un choc, la présence seule des peptones ne peut suffire. Par contre, BESSAU admet le rôle efficace de la peptone. Mais nous avons dit que, d'après FRIEDBERGER et SZIMANOWSKY, il est indispensable de faire intervenir la question des doses employées dans l'injection peptonique. M. BRODIN et Ch. RICHET fils (1921) admettent également le pouvoir immunisant de cette substance. M. de WAELE (1921) de son côté, dit avoir réalisé la transmission chez le chien de l'immunité passive vis-à-vis de la peptone.

En résumé, après examen des opinions différentes on peut se convaincre que le débat n'est pas encore tranché. Les expériences doivent être reprises à la lumière des données nouvelles touchant le mécanisme de la perturbation physico-chimique caractérisant les états anaphylactiques ; il est assez probable que ce point de vue permettra d'attribuer à la peptone un pouvoir «protecteur» mais à la façon de plusieurs substances indifférentes, suivant le mode aspécifique.

c) Une autre méthode a été conseillée : *l'injection au malade de son propre sang ou du sérum qui en est extrait.* Elle a été imaginée pour désensibiliser au moyen de doses minimes, subintrantes, des sujets atteints d'une maladie à allure anaphylactique.

On utilise le sang dans un bref délai pour que, physiquement, il ne subisse pas des modifications trop marquées. Puis on le réintroduit soit par voie sous-cutanée, soit dans les veines. On répète ces injections plusieurs fois, en se guidant sur les symptômes présentés par le patient.

Ainsi ont été réalisées l'autohémo et l'autosérothérapie d'un certain nombre d'affections : urticaire, maladie de QUINCKE, prurigo, rhume des foins, hémophilie, purpuras et même hémoglobinurie paroxystique.

Dans tous ces cas, on ne recherche que l'effet désensibilisateur au moyen d'une humeur dont la seule extraction modifie probablement la composition, et qui agit à la façon d'une albumine hétérogène. En principe, on ne cherche pas à provoquer un choc anaphylactique ; s'il se produit, c'est contre la volonté du clinicien. Donc cette thérapeutique désensibilisatrice diffère par son principe, des procédés actuellement employés par lesquels, au contraire, on cherche délibérément à produire une crise anaphylactique «libératrice». On utilise ces derniers procédés au cours des maladies infectieuses ; ils représentent une «claso-thérapie» et non point une vaccination par le procédé de BESREDKA.

4° Une autre classe de moyens antianaphylactiques réunit les *substances permettant d'éviter ou d'atténuer la floculation et ses conséquences*. Le nombre en est considérable : dans leur action, tout n'est pas clairement élucidé.

Pour étudier quelle influence doivent exercer les substances employées dans la thérapeutique antianaphylactisante, on peut envisager deux points de vue qui ne sont pas identiques : d'une part, leur action chimique ou physique considérée au point de vue de l'équilibre colloïdal des humeurs ou de l'organisme ; d'autre part, le rôle qu'elles jouent dans les différentes phases du choc vasculo-sanguin :

a) Sur le terrain de la pharmacodynamie, les substances anti-coagulantes doivent, en principe, produire les effets suivants : quelques-unes amèneront une diminution de la *tension superfi-cielle des colloïdes* de l'organisme. La tension superficielle repré-sente une force qui tend à maintenir ou à renforcer l'agglomé-ration des micelles ; c'est pour ces dernières un facteur de cohésion. Pour obtenir cette cohésion, on a proposé des substances de la classe des lipoïdes, lécithines, savons, sels biliaires, etc. Mais leur efficacité n'est pas régulièrement démontrée. — D'autres agents ont été préconisés pour augmenter la *viscosité du sérum sanguin ;* par exemple les gommes, les savons, la glycérine : leur emploi permet de paralyser ou de diminuer les mouvements browniens, ce qui empêche les micelles d'arriver au contact les unes des autres pour floculer. — Le *degré d'alcalinité des hu-meurs* joue un grand rôle. Peut-être en augmentant cette alcali-nité provoque-t-on la formation d'albuminates dont la stabilité est assurée par la combinaison.

A ces facteurs purement chimiques s'ajoutent probablement des forces électriques dont l'importance dans l'équilibre colloïdal a été précisée par les travaux de J. PERRIN, V. HENRI, MAYER. D'après ces récentes données, les micelles sont chargées électri-quement ; la couche périgranulaire contient des ions et possède un signe électrique contraire à celui du granule, contraire également à celui d'une couche très voisine de liquide intercellulaire ; en sorte que, seule, compte l'électrisation du granule, cette élec-trisation étant d'ailleurs négative. Il s'agira donc de trouver des bases ou des sels capables de modifier dans un sens favorable l'équilibre colloïdal.

En vérité sur le terrain physique ou chimique, le problème est complexe. Car il est bien difficile d'attribuer à une substance déterminée un rôle unique : telle agit en même temps sur l'alcalinité, sur la viscosité et sur la charge électrique ; la dissociation que l'on en peut faire existe seulement dans notre esprit, et ne correspond pas à la réalité vraie du phénomène. Dans le conflit entre l'antigène et les colloïdes du sérum sanguin, peut-être des substances nouvelles, encore non décelables, prennent-elles naissance ; peut-être doit-on tenir compte de la composition chimique, variable suivant les sujets, des sérums dont l'alcalinité est normale chez les uns, augmentée ou diminuée chez d'autres. Il est encore possible, suivant la juste remarque faite par quelques-uns, que les nouvelles agrégations ou groupements constitués par la rencontre du corps protecteur, et de la substance injectée, atténuent les propriétés curatrices de cette dernière. Enfin, on doit observer que les expériences faites par beaucoup d'auteurs portent sur les hydrosols du sérum sanguin, et qu'on n'a pas encore envisagé la question des hydrogels ; or, ceux-ci représentent une part importante des colloïdes organiques, puisqu'ils forment la substance même des cellules.

b) Si l'on envisage la thérapeutique du choc lui-même, sur le terrain de la physiologie pathologique, on enregistre les acquisitions suivantes :

Hypothétiquement, les *substances alcalines* doivent empêcher la floculation micellaire ; ce facteur de l'alcalinité a longtemps préoccupé les chercheurs. Il a été l'objet d'études spéciales dès le moment où l'on a préconisé l'emploi des arsénobenzènes. A la suite des travaux de MILIAN (1912), de FLEIG (1914) et ceux plus récents de M. POMARET (1921), on recommande spécialement de prendre en considération le facteur alcalinité, dans l'emploi pratique du salvarsan. M. SICARD et ses collaborateurs (1921) ont repris ces études et admettent que le carbonate de soude possède une action antifloculante, parce qu'il maintient l'équilibre du milieu sanguin.

Dans cette même catégorie de substances a été étudiée *l'influence antianaphylactisante des eaux minérales* : les travaux de BILLARD et de ses collaborateurs, de GALUP, de FERREYROLLES et MOUGEOT, de KOPACZEWSKI et A.-H. ROFFO, de F. ARLOING et VAUTHEY, ont été entrepris avec les eaux de la Bourboule, de

Royat, de Vichy. Ces expérimentateurs ont employé des sources différentes provenant de ces stations thermales. D'une façon générale, ils arrivent à cette conclusion que les eaux minérales possèdent chez les animaux préparés, un pouvoir empêchant sur le choc anaphylactique. Elles agissent, disent-ils, dans une certaine mesure en diminuant la tension superficielle, mais surtout, en augmentant la viscosité sanguine, par conséquent, en rendant plus stable le complexe colloïdal.

D'autres moyens chimiques ont pour but de *dissoudre les agglomérations micellaires*. C'est le rôle attribué par A. LUMIÈRE à l'hyposulfite de soude dont il fait un agent de premier ordre dans la thérapeutique anti-floculante.

Les médicaments capables de diminuer ou de combattre la *coagulation sanguine* ont été depuis longtemps préconisés, pour éviter les manifestations rattachées plus ou moins étroitement à l'anaphylaxie, en particulier dans le traitement des accidents sériques. M. NETTER (1906), s'inspirant des travaux de WRIGHT, en a recommandé l'emploi pour prévenir les éruptions consécutives aux injections de sérum thérapeutique. Quelques mois plus tard, M. BESREDKA soutenait que, chez le cobaye, le chlorure de calcium représente l'antianaphylactique par excellence. Dans le même ordre d'idées, ont été employés : le nucléinate de soude, par le professeur WEIL (de Lyon), qui en a vanté les bons effets dans certaines formes d'urticaire, le citrate de soude, même l'hirudine (ZUNZ).

Au cours de l'ictus anaphylactique, plus généralement du choc vasculo-sanguin, *l'adrénaline*, surtout recommandée par M. MILIAN, agit favorablement comme *vaso-constricteur*. Ce médicament conserve une valeur très grande, même après éclosion des phénomènes de choc. Il contribue à en pallier les conséquences ; et depuis le moment où l'on a commencé à l'employer, les cliniciens lui sont restés fidèles.

5º Une autre classe groupe les substances dont l'action s'exerce par des mécanismes divers sur la *cellule nerveuse*, grandement ou primordialement intéressée dans les phénomènes de choc.

Plusieurs auteurs, en particulier ROUX et BESREDKA (1907), ont constaté que l'animal en état de sommeil provoqué, ne présente pas le choc anaphylactique. BANZHAF et FAMULENER (1916), KOPACZEWSKI confirment ces expériences. C'est pourquoi l'on a proposé, comme antianaphylactisants, des narcotiques tels que : chloral, chlorétyle ; des anesthésiques ou analgésiques tels que : morphine, stovaïne, cocaïne, chloroforme. L'éther a été préconisé par M. Kopaczewski sous deux formes : injections sous-cutanées préalables, que l'auteur recommande de pratiquer avant l'inoculation ; addition de quelques gouttes d'éther au mélange que l'on fait pénétrer dans la veine, s'il s'agit par exemple d'une solution aqueuse d'arsénobenzène.

6° Une mention particulière doit être attribuée à la méthode préconisée par Ch. Richet, Brodin et Saint-Girons (1920) et qui repose sur l'emploi du chlorure de sodium en solution aqueuse ; Friedberger et Hartogh, chez le cobaye, à des animaux préparés, injectent immédiatement avant la dose déchaînante de sérum. une dose de Na Cl en solution aqueuse ; ils protègent l'animal contre le choc. Armand-Delille et Launoy confirment ces expériences.

Ch. Richet et ses collaborateurs cherchent si les solutions de chlorure sodique injectées un certain temps avant le plasma préservent l'animal. Avec de fortes doses, dans l'intention de saturer l'organisme, on arrive à préserver l'animal ; si, au contraire, on fait pénétrer des doses moyennes, quarante-huit heures avant l'inoculation déchaînante, l'animal meurt. Il survit seulement dans le cas où le chlorure est introduit une heure avant l'injection mortelle. Ch. Richet explique ce pouvoir protecteur des solutions de Na Cl par une saturation de la cellule nerveuse. Le sel arrive à son contact, la pénètre. La composition chimique de l'élément nerveux est modifiée : cet élément désormais va témoigner d'une affinité moindre pour les « substances toxiques » qui accompagnent le chlorure de sodium ; de là, dit M. Richet, absence d'intoxication : il s'agit d'un acte de *métatrophisme*, d'un changement de nutrition de la cellule nerveuse.

De même, le jeûne agit-il — vraisemblablement — pour mettre hors de cause la cellule nerveuse ; il diminue ou atténue son excitabilité réflexe. Quoi qu'il en soit, d'ailleurs, de ce mécanisme, on est frappé par la concordance des résultats expérimentaux et cliniques. Chez l'animal la privation de la nourriture entraîne une diminution marquée des phénomènes de choc. En pathologie humaine, on a préconisé le jeûne pour prévenir les effets nuisibles de certaines injections intra-vasculaires.

7° Dans un ordre d'idées assez proche, lorsque apparaissent les phénomènes aigus caractérisant la rupture de l'équilibre vasculo-sanguin, on a préconisé l'emploi des injections massives d'une solution dite isotonique de chlorure de sodium ; ce liquide remplit le vide produit par la distension brusque et intense des vaisseaux ou par les hémorragies viscérales; son introduction dans l'organisme permet le rétablissement du fonctionnement cardiaque.

8° D'un point de vue un peu superficiel, l'élément mécanique peut bien jouer un certain rôle; c'est ainsi que *l'on est frappé de l'unanimité avec laquelle la plupart des auteurs insistent sur la nécessité de ne pratiquer les injections qu'avec lenteur,* en ne faisant pénétrer la substance qu'avec une prudence extrême. La recommandation est fort nécessaire quand on emploie les voies dangereuses, rachidienne et surtout intra-veineuse. *Il s'agit, avant tout, d'une part, de ne point altérer trop profondément l'équilibre moléculaire du sang ; d'autre part, de protéger la cellule nerveuse contre les conséquences nuisibles du choc.* C'est pourquoi l'emploi des méthodes de BESREDKA et de DARRÉ sont toutes deux rationnelles. Elles visent à ne permettre qu'une pénétration lente, fractionnée, de la substance perturbatrice. Récemment M. SICARD (Sté Médicale des Hôpitaux de Paris, 27 mai 1921) a préconisé la production d'un choc régional, pour protéger l'organisme contre l'hémoclasie d'ordre général. Une ligature avec un lien constricteur est pratiquée à la racine d'un membre; il en résulte une congestion veineuse intense qui réalise transitoirement une sorte d'autonomie circulatoire. C'est précisément dans ce segment veineux isolé que l'injection est pratiquée. On attend cinq à six minutes; on desserre le lien. Nul inconvénient ne survient. Le choc est «dissimulé». C'est là ce que M. SICARD appelle la topophylaxie. Quant à la raison véritable qui permet d'obtenir des résultats heureux, il est bien douteux qu'il s'agisse seulement d'un rôle mécanique; il est plus probable que, dans le segment veineux, s'effectuent des changements colloïdaux qui protègent l'organisme contre les accidents consécutifs du choc. Il sera fort intéressant de préciser davantage. La question a une importance théorique aussi bien que pratique; mais déjà cette méthode permet d'espérer des résultats appréciables.

CHAPITRE V

LES APPLICATIONS CLINIQUES DE L'ANTI-ANAPHYLAXIE

Pour exposer l'application aux états anaphylactiques observés en pathologie humaine, des principes énumérés ci-dessus, il est bien difficile d'adopter une classification rationnelle. Certains d'entre eux peuvent être envisagés dans une catégorie aussi légitimement que dans une autre : par exemple, l'hypersensibilité vis-à-vis de quelques substances alimentaires produit chez quelques-uns des manifestations digestives, tandis que chez d'autres, des symptômes respiratoires ; et cependant, la voie d'introduction est, dans les deux cas, représentée par le tractus gastro-intestinal. La division adoptée est donc assez artificielle et passible de critiques.

Dans les paragraphes suivants seront groupées quelques considérations sur certains états, syndromes, ou maladies, et sur la thérapeutique proposée pour les combattre.

§ 1. — L'Antianaphylaxie sérique

L'ensemble des troubles, patents ou latents, causés par l'introduction d'un sérum étranger dans l'organisme constitue ce qu'on appelle la « maladie sérique ». Son étude présente un indiscutable intérêt. Elle est créée de toutes pièces par le clinicien, dans des circonstances définies qui en permettent une observation minutieuse. Mais il faut remarquer que si nous en connaissons les manifestations extérieures, par contre, nous ignorons encore quelle est sa nature exacte.

Pour des raisons que nous exposerons ultérieurement, nous croyons que les deux appellations « maladie sérique et séro-anaphylaxie » ne sont point synonymes. — La notion de séro-anaphylaxie a été introduite dans la science à peu près simultanément par M. ARTHUS et par V. PIRQUET (1903). L'application aux faits cliniques de cette notion a été proposée par M. MARFAN qui, en 1907, inspira à ses élèves H. LEMAIRE, B. WEILL-HALLÉ d'intéressantes recherches. Puis les travaux se succèdent. Une énumération, même brève, de ces travaux ne saurait trouver place dans cet exposé. Nous avons d'ailleurs, l'an dernier (1920), publié deux mémoires qui contiennent la bibliographie relative aux réinjections sériques.

Mais il faut envisager cette question « préjudicielle » : *la sérothérapie amène-t-elle obligatoirement des manifestations que leur allure clinique permet de rattacher à l'anaphylaxie ?* De la solution du problème découlent des conséquences importantes. Actuellement, les applications de la sérothérapie sont beaucoup plus nombreuses qu'auparavant. A l'ancienne pratique des injections sous-cutanées, on a ajouté celle des inoculations intra-rachidiennes et veineuses. — D'autre part il est souvent question de séroanaphylaxie. Beaucoup de médecins se la représentent avec des attributs redoutables ; à leurs yeux ce terme comporte l'apparition, sinon forcée, du moins fréquente, d'accidents sévères, analogues à ceux que réalisent les physiologistes. Or état anaphylactique signifie seulement sensibilisation ou hypersensibilité et n'implique pas, *ipso facto*, l'apparition de manifestations graves. Il faut encore répéter que, du moins schématiquement, les termes d'anaphylaxie et de choc vasculo-sanguin ne s'appliquent pas aux mêmes objets.

Les phénomènes observés dans les injections et réinjections sériques. — Sans prétendre d'aucune façon à exposer l'allure générale des manifestations qui traduisent la «maladie sérique», nous désirons cependant rappeler leurs traits principaux.

A la suite des *injections premières* on observe un certain nombre de phénomènes cutanés, articulaires, musculaires, etc., sur la physionomie desquels «presque tout» a été dit. Ils surviennent le plus souvent dix à douze jours après l'injection et dans la règle ne comportent aucun inconvénient, du moins quant à la vie du sujet.

Dans les *réinjections* (c'est-à-dire après un délai de douze à quatorze jours et pendant une durée indéterminée), les phénomènes n'apparaissent point avec ce rythme et cette bénignité. Le délai d'incubation est réduit à quelques heures ou trois à quatre jours. Les accidents des réinjections comportent : des *phénomènes locaux* qui, le plus souvent consistent dans une hypérémie développée au point même de l'injection et auxquels M. MARFAN a très justement donné le nom de phénomène d'ARTHUS. Au nombre de ces manifestations il faut placer des signes méningés sur la nature exacte desquels nous ne sommes pas fixés ; des accidents *sérotoxiques* semblables à ceux qui accompagnent les injections premières, mais qui ont en outre le caractère d'être amplifiés. On a coutume d'insister sur la fréquence avec laquelle dans ces conditions apparaît l'œdème facial accentué qu'on ne rencontre pas après les injections premières. Enfin dans certains cas, à la vérité rares et publiés surtout en raison de leur caractère exceptionnel, des *accidents aigus*, souvent dramatiques, surviennent dès les premières minutes après la réinjection, surtout si cette dernière est pratiquée par voie veineuse ou rachidienne, exceptionnellement par voie sous-cutanée. Alors se déroulent, dans le premier quart d'heure, des phénomènes de choc surtout cardio-vasculaire dont l'allure générale rappelle singulièrement celle du choc expérimental, type

PORTIER-RICHET. Au surplus, cette dernière variété d'accidents n'a rien de spécifique ; elle apparaît lorsque pénètre dans la circulation une substance capable de produire une brusque rupture de l'équilibre moléculaire du sang.

Telle est, rapidement esquissée, l'allure habituelle des phénomènes observés dans les injections et réinjections sériques. En résumé, on peut dire ceci : les modifications observées dans les réinjections portent sur les facteurs: temps d'incubation, intensité et qualité des réactions. Mais on ne saurait trop insister sur ce fait que, *en pathologie humaine les réintroductions de sérum n'entraînent en général aucun accident grave :* il existe, à ce point de vue, une divergence très marquée entre les enseignements de la clinique et ceux de l'expérimentation.

Toutefois on ne peut nier que, dans certains cas, dès *l'injection première* surviennent des accidents qui se distinguent par la précocité de leur apparition et par le caractère sévère de leur allure. Dans leur genèse, on peut incriminer une hypersensibilité de l'organisme. Celle-ci existe : reste à expliquer sa nature, ce qui est moins facile. On a incriminé le rôle de l'hippophagie. Beaucoup d'auteurs ont appelé l'attention sur la fréquence avec laquelle les sujets tuberculeux ou tuberculisés présentent, lors des traitements sériques, une sensibilité particulière à l'agent thérapeutique (GUINARD, RÉNON, F. ARLOING et DUMAREST, RIST, Léon BERNARD et PORAK, etc.). Dans ce même ordre de faits, les asthmatiques montrent une vulnérabilité particulière (GILLETTE, de New-York).

Hypersensibilité et sensibilisation par et pour le sérum. — 1º La réalité de la sensibilisation et de l'hypersensibilité est donc vraisemblable. Mais quand il s'agit de conclure catégoriquement à son existence et à sa portée pratique, les incertitudes commencent. Ce phénomène est très-variable avec les individus et paraît dépendre de facteurs multiples: nature et état particulier des sérums —, doses injectées : il semble bien que les fortes doses sensibilisent moins que les doses faibles, — voie d'introduction du sérum.

On a essayé cependant par divers moyens de déceler l'existence de la sensibilisation du sujet. Dans le domaine clinique, on a employé la méthode des intra-dermo-réactions, spécialement au sérum antidiphtérique. Les premiers essais ont été tentés par OHNACKER (1909), puis HAMBURGER et POLLAK (1910). Deux mémoires importants ont été publiés par M. SPOLVERINI (1911) puis par MICHIELS (1913). De ces recherches il ressort que l'intra-dermo-réaction au sérum est une méthode utile pour déceler si le sujet a reçu ou non antérieurement du sérum. La papule carac-téristique apparaît au cinquième ou huitième jour après le début de la sérothérapie : c'est le seuil, le minimum. Quant au moment de sa disparition, on n'est pas fixé. D'autre part, même chez les sujets ayant reçu des injections de sérum, la réaction cutanée peut n'être pas positive.

Dans le but de déceler les changements intérieurs subis par l'organisme humain, deux médecins belges MM. BOUCHÉ et HUSTIN ont entrepris de pratiquer pendant de longues périodes (plusieurs années) des injections sous-cutanées de sérum à petites doses : ils ont suivi les modifications vasculo-sanguines, secrétoires, ner-veuses, survenant chez des malades par ce procédé. Ils arrivent à la conception de ce qu'ils appellent le choc vasotrophique. A leurs yeux, l'introduction de sérum dans l'organisme humain sollicite l'activité des tissus, des plasmas, des cellules; vaisseaux, globules rouges, globules blancs, cordons sympathiques, ganglions nerveux, viscéraux, tout participe au processus. Ainsi pour eux est réalisée par étapes la sensibilisation de tout l'organisme.

2° L'expérimentation n'a pas apporté sur ce point des données bien précieuses. Les conditions d'étude chez l'animal ne sont pas très favorables. L'observation des phénomènes fluxionnaires ou œdémateux de la peau ne fournit pas des résultats concordants. Les injections sous-cutanées de sérum pratiquées chez le lapin entraînent l'apparition du phénomène d'ARTHUS ; le cobaye ne le présente pas.

Toutefois il est un appareil sur lequel il est facile de suivre par l'examen direct les effets des injections et réinjections de sérum : l'appareil oculaire. Toutes les particularités observées lors des inoculations de sérum ont été précisées dans un rapport présenté par M. MORAX en 1913 au Congrès d'Ophtalmologie de Londres. Il expose la substance des expériences de WESSELY (1911) : cet auteur, chez des lapins, injecte une à deux gouttes de sérum inactif et stérile de cheval entre les lames de la cornée. Dans ces conditions se montre parfois vers le douzième ou qua-torzième jour une kératite plus ou moins accentuée qui d'ailleurs peut manquer. Puis au début de la troisième semaine on pratique une injection dans les lames de la cornée du *côté sain :* or, dès *le lendemain* se développe de ce même côté une kératite semblable à celle de l'œil dans lequel a été pratiqué l'injection première. D'autre part, VON SZILY, qui a consacré une importante monographie à la question de l'anaphylaxie dans les maladies oculaires (1914), a fait avec ARISAWA une expérience suggestive. Ces deux auteurs pratiquent une injection intra-lamellaire de sérum de poulet dans la cornée du lapin ; quatorze jours après, une injection déchaînante est faite non dans l'œil mais *dans la veine auriculaire*. Très rapidement, au bout de vingt-quatre heures, dans la cornée de l'œil injecté apparaissent des signes d'inflammation.

Mais il convient de faire observer que la constatation de phénomènes plus ou moins évidents de sensibilisation chez l'homme ou dans les espèces animales n'indique pas, *ipso facto*, que, l'état d'anaphylaxie installé, les manifestations cliniques engendrées par lui seront sévères ou graves.

Hypothèses sur la nature de la maladie sérique et de la séroanaphylaxie. — Sur ce point les opinions les plus diverses ont été émises. Certains auteurs se refusent à admettre l'existence d'une séroanaphylaxie. M. JOUSSET déclare, sans réserves, qu'elle représente un « mythe dont il est nécessaire de faire justice ». M. COMBY s'est élevé à plusieurs reprises contre l'assertion de ceux qui admettent la réalité d'une anaphylaxie sérique : à ses yeux, cette façon de penser a, sur la pratique, des répercussions fâcheuses car elle crée pour beaucoup de médecins un état de « sérophobie » très préjudiciable aux malades. D'autre part, surtout à l'étranger, on admet volontiers l'intervention de l'anaphylaxie dans les phénomènes sériques considérés en général. Des observations (exceptionnelles) caractérisées par l'évolution sévère et même mortelle de certains syndromes sériques sont étiquetés par les auteurs : manifestations anaphylactiques, alors qu'il s'agit d'injections premières. Tout récemment, M. P. COURMONT, dans un article doctrinal sur la maladie sérique, accorde dans la genèse de cette dernière une place, sinon unique, du moins prépondérante, à l'anaphylaxie. Mais si pareille conception est admise, il faudra substituer totalement au mot « maladie sérique » celui de « séroanaphylaxie ».

D'autres auteurs sont éclectiques et font des distinctions. C'est l'opinion à laquelle nous nous rangeons volontiers. On peut, à « titre provisoire », établir le schéma suivant. Lors de son introduction première dans l'organisme, le sérum thérapeutique développe des actions nocives, dues à sa composition même : *toxicité primaire ou constitution colloïdale*. Toutefois ces actions n'apparaissent qu'après une période *d'incubation nécessaire*, généralement dix à douze jours ; c'est la *maladie sérique*. Ces manifestations sont inconstantes, irrégulières. Des lots de sérum en provoquent ; d'autres en produisent beaucoup moins. Lors d'une inoculation ultérieure, les conditions sont changées : l'organisme a subi une préparation : *la sensibilisation est réalisée*. Dès lors avec une rapidité et une facilité, toutes deux accrues, surviennent des phénomènes locaux ou généraux qui caractérisent les réinjections ; c'est *la séroanaphylaxie*. Morphologiquement, peu de différences mais la chronologie n'est pas la même : ce qui présente une importance considérable, du moins pour l'interprétation des phénomènes cliniques.

Une remarque s'impose à l'esprit. Relativement à la nature de ces manifestations que leur allure permettrait au premier chef, avant toutes autres, de rattacher à l'anaphylaxie, nos connaissances demeurent très incomplètes. L'essence de cette « maladie » créée par le clinicien lui échappe encore. Aucune des opinions formulées sur sa nature n'est satisfaisante et comme le relève M. THAON « en présence de toutes les hypothèses dont le nombre est en raison inverse de nos certitudes » on peut conclure que cette question pathogénique réclame encore des éclaircissements.

La thérapeutique de la séroanaphylaxie. — Donc le problème consiste à prévenir ou à traiter les effets de cette sensibilisation. Divers moyens ont été préconisés :

A. *Modifications des sérums inoculés.* On a recommandé de ne faire usage que de sérums déjà vieillis obtenus par saignées quelque temps auparavant. Actuellement en France, les sérums thérapeutiques subissent trois chauffages séparés, chacun durant une heure à 56° ; puis ils sont conservés à la glacière pendant six mois (vieillissement). On a recommandé d'employer des sérums équins de diverses provenances, mélangés. On sait en effet que le sérum de certains chevaux présente un pouvoir anaphylactogène plus élevé que celui d'autres chevaux. — L'emploi de sérum d'autres animaux (bœuf, mouton) a été proposé par M. ASCOLI (1908). Mais on a fait à cette méthode plusieurs objections. La première c'est que le sérum bovin possède une toxicité primaire élevée, la seconde c'est qu'il faut compter avec la « susceptibilité croisée ». Des malades injectés avec du sérum équin montrent ultérieurement une sensibilité marquée et primitive aux inoculations du sérum d'un autre animal. — Un médecin américain GIBSON (1906) a proposé de précipiter dans un sérum immunisant la globuline qui contiendrait l'antitoxine et de l'injecter seule. Mais de nombreuses recherches, celles de M. DE WAELE (1909), de TURRO et GONZALÈS (1910), établissent que la globuline du sérum est, dans celui-ci, la substance la plus anaphylactogène. — P. CARNOT et SLAVU ont préconisé l'emploi de sérum ayant subi au préalable l'action de l'acide HCl à 3,3 %.

Par tous ces moyens on s'est proposé de modifier la toxicité primaire du sérum. Mais on n'est pas autorisé à dire, en toute certitude, que cette toxicité est parallèle au pouvoir anaphylactogène de ce même sérum : les données expérimentales ne nous fournissent à cet égard aucun renseignement précis et, par voie de conséquence, le rattachement à la thérapeutique antianaphylactisante, de ces différents moyens est très discutable.

B. L'administration de *certains médicaments* a été préconisée depuis longtemps. Leur emploi a été inspiré par des indications assez différentes, mal précisées, incertaines au moment où ils ont été recommandés pour l'usage courant, mais qui s'éclairent actuellement dans une certaine mesure par les notions que nous possédons sur la séroanaphylaxie. C'est par exemple le chlorure de calcium vanté par M. NETTER (1906-1909) qui insiste sur les bons effets qu'on en obtient contre les accidents sériques en général. GEWIN (1908) l'administre même un ou deux jours avant la cure sérique et prétend avoir réduit par ce moyen le pourcentage des accidents sériques. Mais comme pour d'autres médicaments il faudrait s'assurer que cette substance est réellement susceptible d'imprégner l'organisme, que son élimination n'est pas trop rapide, que par conséquent le médicament est encore présent dans l'organisme au moment où vont s'accomplir les « réactions sériques » ; à côté du chlorure, BLIGH (1908) a préconisé le lactate de calcium.

Ont été recommandés : l'adrénaline, vaso-constricteur très employé, le chlorure de baryum (BIEDL et KRAUS), les sédatifs et hypnotiques (BESREDKA), la lécithine (ACHARD et FLANDIN), la cholestérine (DOLD et RHEIN). L'usage de la plupart de ces médicaments est, à l'heure actuelle, légitime si l'on considère comme nous l'avons établi antérieurement qu'ils s'opposent aux conséquences du choc par un mécanisme qui d'ailleurs n'est pas identique.

Dans ces derniers temps (1921), MM. SICARD et PARAF ont appliqué à la sérothérapie la méthode qu'ils préconisent pour éviter les accidents de la colloïdoclasie arsenicale : l'usage du carbonate de soude. Ils observent que cette substance en solution aqueuse ou chlorurée à 50 centigrammes ou 2 grammes de ce sel chimiquement pur dans 40 à 60 c.³ de solution, injecté dans une veine, diminue notablement les «réactions sériques». Les auteurs d'ailleurs ne précisent pas ce qu'ils entendent par cette appellation un peu trop compréhensive. On peut, à des dilutions différentes, l'employer en injections sous-cutanées ou en lavements ; mais lorsqu'on l'administre par cette voie il sera nécessaire de compter avec un certain temps pendant lequel doit théoriquement être réalisée l'imprégnation alcaline de l'organisme. On peut encore administrer par voie gastrique non du carbonate mais du bicarbonate de soude. Ces deux sels posséderaient une propriété antifloculante manifeste et joueraient un rôle dans la prévention du choc colloïdoclasique.

Même action heureuse de l'hyposulfite de soude préconisé par M. LUMIÈRE (1920). L'hyposulfite de soude exerce lui aussi une action antifloculante ou dissolvante à l'égard de certaines albumines floculées. Mais son action n'est pas unique car il possède la propriété de supprimer le choc ou les phénomènes anaphylactoïdes par précipités dus à des poudres inertes. Dans l'organisme il est probable qu'il subit des oxydations; il s'élimine rapidement : son action est donc de courte durée. On l'emploie d'ordinaire en solution aqueuse à 5 % mélangé à la substance injectée, en particulier au sérum thérapeutique auquel il ne fait subir aucune modification, du moins immédiate.

C. *Désanaphylaxie par la peptone.* — Le pouvoir théoriquement préservateur de la peptone vis-à-vis de l'antigène sérique a été utilisé par M. SPOLVERINI (1920). Cet auteur a entrepris des recherches sur la possibilité de désensibiliser au moyen de la peptone des sujets sensibilisés au sérum en se basant sur ce fait que l'état anaphylactique relève chez eux de l'action d'un noyau commun présent dans les protéines variées. Il établit d'abord la nature de l'hypersensibilité sérique par le moyen de l'intradermo-réaction au sérum. Puis il injecte à des enfants sous la peau une quantité de peptone correspondant à 10 centigrammes ou 15 centigrammes de cette substance par Kgr. d'enfant. Les résultats ont été favorables; l'injection sous-cutanée de peptone a permis de combattre la sensibilisation par le sérum.

D. La véritable méthode antianaphylactisante consiste à *désensibiliser le sujet.* Dans ces conditions, on le place à l'abri des accidents immédiats, d'un pronostic sévère ou grave. Mais *l'expérience nous a montré que cette désensibilisation, même réalisée avec le plus grand soin, n'empêche pas l'apparition des phénomènes sérotoxiques, en particulier des éruptions.*

D'autre part, la clinique enseigne que, avant tout deux modes d'introduction sont nocifs : la voie intra-veineuse et la voie rachidienne. Par cette dernière principalement, les réinjections amènent des accidents parfois redoutables : la sérothérapie des méningites aiguës cérébro-spinales à méningocoques le démontre avec la dernière évidence. Nous-mêmes, ayant pris, théoriquement au moins, toutes les précautions habituelles conservons le souvenir de deux chocs graves, heureusement terminés, qui pendant plusieurs heures nous ont tenus sous l'impression d'une inquiétude vive. Ayant eu l'occasion d'observer des faits semblables, le clinicien n'est pas tenté de nier la réalité de la séroanaphylaxie. L'introduction du sérum dans les veines expose également à bien des dangers, surtout quand auparavant par une voie quelconque, même une injection sous-cutanée, le sujet a été sensibilisé. Là encore dans des conditions qui, en vérité, prêtent à la critique nous pouvons apporter une expérience personnelle. Nous avons publié il y a quelques mois un cas de mort par séroanaphylaxie, chez un enfant de huit ans. Donc, dans ces réinjections veineuses, il est indispensable de prendre des précautions particulières. Mais d'autres modes de pénétration sont également périlleux. La voie respiratoire est susceptible de sensibiliser très promptement les malades (LEMAIRE) : il faudra en tenir compte dans les essais de thérapeutique par l'introduction intra-pulmonaire de sérum au cours des pneumonies ou broncho-pneumonies. Chez des animaux préparés, MM. RATHERY et BORDET ont établi que la voie trachéale est sensible à peu près comme la voie sanguine. Les séreuses articulaires sont également susceptibles d'absorber très rapidement l'agent thérapeutique : on peut alors voir se dérouler tous les symptômes du choc anaphylactique. L'un de nous (P. DURAND) a observé chez un sujet de trente ans porteur d'une arthrite blennorrhagique, un choc anaphylactique survenu huit à dix *secondes* après une injection intra-articulaire de sérum antigonococcique pratiquée dix jours après la première et deux jours après une deuxième injection alors que le sujet aurait dû n'être pas sensibilisé : car, théoriquement, le stade d'incubation de l'anaphylaxie n'était point terminé. — Par contre la voie sous-cutanée n'est pas dangereuse. Il faut en être persuadé tout en prenant les précautions nécessaires. Mais l'expérience recueillie pendant la guerre est là pour l'indiquer : des réinjections de sérum antitétanique ont été pratiquées dans des conditions matérielles où, certes, il était très difficile de réaliser une antianaphylaxie méthodique : or les dommages ont été à peu près nuls.

MM. Méry et G. Parturier ont préconisé une méthode qui consiste, pour éviter l'installation de l'état anaphylactique, à maintenir l'organisme sous l'influence du sérum. Ils traitent les malades par des injections hebdomadaires de cet agent thérapeutique. Quand la phase aiguë est passée, on laisse s'écouler quelques jours ; puis systématiquement et que le patient paraisse ou non en avoir besoin, on injecte une certaine dose de sérum. Cette méthode est efficace. Nous l'avons employée utilement dans la diphtérie et la méningite cérébro-spinale. Par ce procédé on supprime généralement tout phénomène dans les réinjections sériques ultérieures. Mais il est bien évident qu'on l'appliquera seulement lorsque l'injection seconde sera pratiquée dans les semaines immédiatement consécutives.

La méthode proprement antianaphylactique consiste à désensibiliser par « petites étapes » le patient. Plusieurs procédés ont été préconisés. On a proposé l'emploi de sérum pur injecté sous la peau trois ou quatre heures avant l'injection définitive, à la dose de 10 à 20 c³ ; puis, à la dose de 1 à 2 c³ avant l'injection complète ; et s'il s'agit du rachis, de 1/2 à 1 c³. On laisse entre les deux injections un intervalle de dix minutes : entre l'inoculation première et l'introduction de la quantité définitive.

D'autres auteurs, avec raison, croient plus prudent soit de diluer le sérum dans la solution chlorurée à 8/1000ᵉ : neuf parties de cette solution, une partie de sérum, soit de mélanger le sérum avec une solution de carbonate ou d'hyposulfite de soude. L'addition d'une substance susceptible de protéger contre le choc fournit des garanties plus sérieuses. Pour les besoins de la pratique, il faut une méthode sûre, d'un emploi commode, ne demandant pas des intervalles trop grands entre la pénétration du sérum et qui permettent d'amorcer la désensibilisation puis de pratiquer l'injection définitive. Or nous croyons qu'on peut adopter la façon de procéder que voici :

a) Pour l'injection sous-cutanée ou intra-musculaire, faire pénétrer avec lenteur 5 c³ de sérum pur, attendre environ une demi-heure ; si aucun incident ne survient on pourra ensuite injecter toute la dose de sérum.

b) S'il s'agit d'une inoculation veineuse ou rachidienne n'employer qu'une petite dose de sérum 1/2 c³ dilué dans neuf parties d'une solution de chlorure de sodium à 8/1000ᵉ ou de carbonate de soude à 5 % ou encore d'hyposulfite de soude à 5 % ; puis on attendra dix à quinze minutes. Si aucun symptôme ne se montre,

si aucun œdème facial avec sentiment de malaise général ne survient, on pourra inoculer 1 c³ de sérum mélangé à la même quantité de solvant ; qu'on attende encore dix minutes on sera alors
autorisé à injecter toute la dose de sérum. Suivant toutes probabilités, le point commun à toutes ces méthodes réside dans
ceci que le sérum ne pénètre qu'avec lenteur, sous une forme
moléculaire modifiée et que, par conséquent, l'équilibre physicochimique du sang et des centres nerveux n'en subit pas, suivant
un mode brusque, la répercussion fâcheuse. C'est à ce point de
vue surtout qu'il faut envisager le mécanisme et la valeur des
méthodes proposées. Suivant nous, celle qu'a préconisé M. SICARD
et qu'il appelle topophylaxie semble, du moins pour les inoculations veineuses, simple, pratique et sûre.

A l'heure actuelle ces méthodes appartiennent plutôt au domaine de l'expérimentation. On ne trouve pas encore dans la
littérature médicale des travaux entrepris systématiquement à ce
sujet. De fait les moyens employés doivent subir le contrôle et
recevoir la consécration de l'observation clinique. Il est désirable
que des recherches étendues, patientes, soient effectuées pour
préciser par quels moyens sera réalisée pratiquement l'antianaphylaxie sérique.

§ 2. — L'Anaphylaxie hydatique

L'échinococcose peut entraîner une sensibilisation de l'organisme : cette dernière explique l'apparition des symptômes
aigus, si caractéristiques, observés lors de l'ouverture ou de la
ponction de kystes divers, surtout hépatiques. L'allure clinique
de ces manifestations ressemble en tous points à celle du choc
vasculo-sanguin : urticaire, prurit, symptômes respiratoires, nerveux, collapsus et quelquefois mort. N'est-ce pas la reproduction
exacte de l'ictus anaphylactique ? Une preuve concluante a été
récemment fournie, dans un cas, par M. André BERGÉ et ses
collaborateurs (1921) : bien avant l'extériorisation des symptômes,
l'analyse hématologique dénota l'apparition de la crise hémoclasique. Tout fait supposer qu'il s'agit bien d'un état anaphylactique.

D'ailleurs, des tests permettent de l'affirmer. Ils ne manquent
pas : éosinophilie, réaction précipitante, déviation du complément,
possibilité de transmission d'une anaphylaxie active et passive.
Ces critères sont très souvent notés sans que, toutefois, ils soient
constants. L'intradermo-réaction avec du liquide de kystes

provenant de bœuf ou de brebis donne souvent des résultats positifs. Les conditions de son apparition ont été précisées. Récemment (1921) un médecin italien, G. SERRA, réunissait tous les documents sur cette question. Ses conclusions sont ainsi formulées : une intradermo-réaction positive permet d'assurer l'existence d'échinococcose ; et les cas peu nombreux où la réaction ne correspond pas à notre attente, dépendent de l'état dans lequel se trouve la paroi interne du kyste (calcification, épaississement anormal) : ces conditions empêchent l'absorption du liquide et la sensibilisation de l'organisme. Ou encore, c'est la suppuration du kyste qui entraîne la disparition de la propriété sensibilisatrice de l'antigène. D'ailleurs, les conditions dans lesquelles se développe le pouvoir anaphylactogène du liquide de kyste, ont été récemment examinées par M. PESCI (1921) dans un intéressant mémoire qui résume les travaux français et étrangers sur l'échinococcose. Pour réaliser la désensibilisation, l'auteur propose d'injecter des doses minimes de liquide hydatique prélevé chez des animaux avec des précautions spéciales d'asepsie (mouton, porc). Mais des recherches cliniques sont encore nécessaires pour apprécier la valeur de la méthode.

§ 3. — L'Anaphylaxie alimentaire

On réunit sous ce nom des faits assez disparates quant à l'étiologie et à la symptomatologie. Ce sont d'abord des cas d'intolérance indiscutablement congénitale vis-à-vis d'un aliment déterminé : idiosyncrasie, disait-on naguère. Et cependant la base même de l'idiosyncrasie n'est-elle pas l'hypersensibilité ? — Ce sont ensuite, et à l'inverse des précédents, des faits d'intolérance progressivement réalisée au cours des années, à l'insu des patients vis-à-vis d'un aliment normal ne possédant jusque-là aucun pouvoir nocif. Dans l'une et l'autre variété on observe des manifestations cliniques différentes : la porte d'entrée étant représentée par le tube digestif, la substance perturbatrice étant la même, on voit, suivant les sujets, apparaître des troubles digestifs banals, une urticaire ou de l'asthme. D'un point de vue causal, c'est bien de l'anaphylaxie alimentaire ; mais les manifestations elles-mêmes sont polymorphes.

Tous les aliments peuvent être des antigènes, mais comme beaucoup de ceux qui entrent dans la composition de la nourriture commune renferment des albumines animales ou végétales, c'est à la constitution protéique de ces substances qu'il faut encore attribuer un rôle sensibilisateur.

La symptomatologie de ces états qualifiés anaphylactiques présente une série de points communs. Ce sont, tout d'abord, et généralement, des troubles digestifs banals : vomissements d'une abondance plus ou moins grande, coliques, diarrhées succédant rapidement à l'ingestion des aliments. Ces manifestations surviennent en dehors de toute maladie digestive antérieure : elles sont isolées dans l'espace et dans le temps, et c'est ce qui leur confère une individualité. Ce sont également des troubles cutanés ordinairement représentés par l'urticaire, discrète ou étendue, passagère ou prolongée, apparaissant avec rapidité, causant un malaise général souvent accentué ; ce sont encore des éruptions diverses, polymorphes : prurigos, strophulus et même eczémas tenaces. Ou bien la susceptibilité à l'égard d'un aliment est décelée par l'apparition d'un syndrome asthmatique ou d'une dyspnée « sine materia » : ces troubles seront d'ailleurs plus utilement envisagés dans un autre chapitre ; mais on ne saurait omettre d'en signaler l'existence. Des symptômes généraux accompagnent souvent ces désordres locaux, lipothymies, parfois même collapsus, frissons, élévation thermique. Certains auteurs particulièrement des pédiâtres, ont signalé l'apparition possible de symptômes nerveux : agitation, convulsions, spasmes glottiques. La migraine et l'épilepsie doivent être mentionnées : elles peuvent éventuellement survenir et reconnaître pour cause une hypersensibilité digestive. Le « test » de physiologie pathologique est fourni, par l'examen du sang, à la condition de le rechercher en temps utile, c'est-à-dire, comme l'a montré M. WIDAL avant l'apparition des symptômes cliniques ; la crise hémoclasique ne manque point.

Un tableau morbide spécial appartient à l'action de certains aliments, en particulier, le lait et les œufs.

L'anaphylaxie lactée a fait l'objet de nombreux travaux : en France, elle a été étudiée par HUTINEL, H. BARBIER, E. TERRIEN, MARFAN. Dans un mémoire récent (1921) nous avons rappelé l'état actuel de nos connaissances à ce sujet. Elle apparaît dans des conditions bien définies. Tantôt elle se montre dans le premier âge, après des troubles digestifs sévères ayant forcé à suspendre l'alimentation lactée pendant un temps plus ou moins long : lors de la reprise de celle-ci, éclatent des symptômes indiscutables d'une hypersensibilité. Le tableau clinique de ces manifestations a été magistralement tracé par HUTINEL (1908) : c'est la grande anaphylaxie, dont l'allure clinique rappelle singulièrement celle des états réalisés par les animaux après une sensibilisation au

moyen d'un sérum, lorsque est pratiquée l'injection déchaînante.
Plus sourdement évolue la petite anaphylaxie lactée bien décrite
par H. BARBIER (1910) : à la condition d'en bien fixer la symptomatologie, on a fréquemment, dans la médecine infantile, l'occasion de la rencontrer. Il est possible qu'elle représente une variété
d'anaphylaxie locale, une hypersensibilité moins aiguë, moins
bruyante que la forme précédente. Elle peut procéder comme
l'ont indiqué MM. BARBIER et CLERET, de tares hépatiques con-
génitales ou acquises ; mais son rattachement aux états de sensibilisation ne saurait être refusé. Une troisième variété de susceptibilité, indiscutable, au lait (spécialement au lait de vache)
est représentée par cette intolérance qui se manifeste dès l'ingestion
première de cet aliment : c'est un exemple de ce qu'on appelle l'idiosyncrasie, souvent transmise héréditairement, semble-t-il, et qui
peut être également versée dans le groupe des hypersensibilités
au lait. Enfin, nous estimons, sans insister davantage que, beaucoup de dermatoses infantiles particulièrement celles du nourrisson
ressortissent également à l'anaphylaxie lactée. — En général, le
principal facteur des troubles, est le lait de vache. L'intolérance
pour le lait féminin est assez rare. D'entre les éléments qui entrent
dans la composition du lait, on a surtout incriminé les albumines
(lacto-globuline, lacto-albumine). La caséine possède un pouvoir
anaphylactogène assez limité : l'expérimentation l'a démontré.
A ces substances sensibilisantes, certaines modifications chimiques,
(digestion) ou physique (chauffage) enlèvent une certaine partie
de leur propriété sensibilisante.

Les œufs sont fréquemment incriminés. Crus ou demi-cuits,
ils sont beaucoup plus nocifs qu'après avoir subi le chauffage.
Le blanc et le jaune de l'œuf sont à peu près également respon-
sables. Toutefois, certains sujets présentent une susceptibilité
élective à l'égard de l'un ou de l'autre.

En dehors de ces deux aliments, on peut rencontrer des
substances les plus variées, usuelles ou rarement employées. Des
observations bien anciennes déjà l'avaient établi. Mais le courant
actuel des recherches nous a fourni des renseignements suggestifs ;
sur ce point les travaux sont innombrables (Ch. RICHET, LESNÉ,
F. WIDAL, ABRAMI, BRISSAUD, JOLTRAIN, PAGNIEZ, PASTEUR
VALLERY-RADOT, Guy LAROCHE, RICHET fils et SAINT-GIRONS,
V. CORDIER, etc.). Une énumération complète est impossible :
poissons et coquillages, mollusques (huîtres, moules, crevettes,
homards, crabes, goujons) ; viandes, spécialement sous la forme

crue ; fruits ; légumes divers par exemple, pommes de terre.
Suivant une juste remarque, sont les moins sensibilisantes les
albumines qui se rapprochent le plus des albumines humaines :
la viande de mammifère est mieux tolérée que les œufs, ceux-ci
mieux que les poissons ; ces derniers mieux que les crustacés ou
les moules.

Connaître ces éléments étiologiques est d'une importance
capitale pour réaliser utilement la cure de certains états d'hypersensibilité. Une enquête minutieuse est souvent nécessaire, car
la notion d'une relation entre l'ingestion d'aliments et l'apparition
des troubles peut ne pas se présenter à l'esprit du patient ou du
médecin. Des procédés d'investigation peuvent être employés :
en particulier les cuti ou les intradermo-réactions. Il en sera
un peu plus longuement question dans le paragraphe suivant.
Nous signalerons seulement les observations curieuses de A.
JACQUELIN et Ch. RICHET fils (1921) qui reproduisent les symptômes d'anaphylaxie alimentaire chez l'homme au moyen de la
cuti-réaction.

La thérapeutique de ces états d'anaphylaxie alimentaire
comporte divers procédés. Le plus simple évidemment consiste
à supprimer l'emploi de la substance perturbatrice. S'il s'agit
d'un aliment peu usuel (homard, langouste, etc.) il va de soi
que l'élimination d'un régime de table est facile. Mais si la substance
nocive est d'un emploi courant, il faut recourir à d'autres moyens.
Des ferments digestifs (pepsine, pancréatine) agissant au préalable
sur les aliments (lait ou autres) peuvent apporter un certain
secours ; car il est nécessaire que la digestion soit effectuée dans
des conditions normales. La tachyphagie constituerait pour
M. PAGNIEZ un facteur important d'urticaire : la désintégration
des albumines doit être très complète.

En dehors des médicaments ou moyens eupeptiques, on a
préconisé quelques remèdes ou moyens, tels que : usage du chlorure
de calcium, de l'hyposulfite, du nucléinate, substances qu'on
retrouve toujours dans la thérapeutique de certains états liés
à l'anaphylaxie. Mais, beaucoup plus rationnelle, souvent plus
efficace est la désensibilisation au moyen de petites doses de
l'aliment. Les observations publiées à ce sujet sont concluantes.
MM. PAGNIEZ et PASTEUR ont rapporté des exemples de malades
présentant de l'intolérance aux homards et à la langouste, et
désensibilisés progressivement par l'ingestion, une heure avant
le repas, d'une très petite quantité (gros comme un dé à coudre)

de l'aliment producteur de l'hypersensibilité. Bien d'autres documents sont, à cet égard, fort intéressants ; la réaccoutumance est réalisée vis-à-vis des œufs et surtout du lait : dans certains cas pour réhabituer des nourrissons à l'emploi du lait, on leur a fait ingérer cet aliment par gouttes, en suivant avec attention les effets produits. Or, dans ces cas, la désensibilisation peut être obtenue. Elle est surtout réalisée à l'égard des intolérances lactées du nourrisson, du moins dans les formes acquises ; progressivement, en procédant avec prudence on parvient à réaccoutumer l'enfant à l'aliment perturbateur. Moins facile, au contraire, est la désensibilisation lorsque l'intolérance est congénitale, c'est-à-dire lorsqu'elle ressort:t à l'idiosyncrasie ; il est souvent bien difficile de réhabituer le sujet précisément pour cette raison que des quantités minimes d'aliment suffisent à déterminer les phénomènes accentués : l'introduction, qui devrait être désensibilisante, prend alors les caractères d'ingestion déchaînante. D'ailleurs, en ce qui concerne les faits rattachés à l'anaphylaxie alimentaire, on enregistre souvent des observations déconcertantes ; des intolérances vis-à-vis de certaines substances disparaissent spontanément : tel sujet ayant présenté dans son enfance une vulnérabilité spéciale, du type idiosyncrasique, au lait, le tolère parfaitement à partir de la deuxième année. Inversement, certains sujets qui, cependant, n'ont d'aucune manière fait une consommation excessive d'un aliment, constatent brusquement, dans le cours de leur existence, une susceptibilité particulière à l'endroit de celui-ci.

Une autre méthode fort employée à l'heure actuelle, est représentée par l'usage interne de la peptone. Celle-ci a été préconisée par MM. Pagniez et Pasteur Vallery-Radot. On ordonne une heure avant le repas, une peptone commerciale à la dose habituelle de 0 gr. 50. Le but de cette médication « préprandiale », est d'empêcher la production et d'un choc hémoclasique et de troubles anaphylactiques : urticaire, prurit, maladie, de Quincke, certaines formes de migraine, etc. La peptone agit-elle à la façon d'un digestif ou, mieux, en prévenant le choc hémoclasique, par conséquent les troubles hépatiques ou sanguins caractérisant l'action, dans l'organisme, de l'antigène? La deuxième hypothèse est beaucoup plus acceptable. Quoi qu'il en soit, les résultats thérapeutiques sont satisfaisants. Souvent même la désensibilisation est durable, du moins autant qu'il est permis de l'affirmer, car ce moyen médicamenteux a été récemment introduit dans la pratique courante. Cette thérapeutique est parfaitement supportée, exempte d'inconvénient et peut être

4

administrée par périodes de trois à quatre semaines avec des repos de huit à dix jours, pour recommencer et interrompre suivant le même rythme.

Une autre forme assez inattendue d'administration de la peptone a été proposée récemment. M. COMPAGNON (th. de Toulouse 1919) sous l'inspiration de M. BILLIARD (de Clermont-Ferrand) soutient que le bouillon simple, le pot-au-feu pour l'appeler par son nom familier, préparé avec la viande qui doit être servie pendant le repas, peut lui-même constituer une médication anti-anaphylactique. Il contient des albumines diverses, des albumoses, de la peptone. Son action stimulante pour la digestion a été vantée par les physiologistes : SCHIFF, HERZEN l'avaient recommandé, prétendant qu'il stimule les glandes gastriques dans leur fonctionnement. Et nous voici, par un curieux détour, ramenés aux préceptes de la vieille et saine cuisine française rédigés par BRILLAT-SAVARIN puisque, à nouveau, est préconisée une préparation culinaire dont on nous dit qu'elle doit agir rationnellement à la façon d'un médicament.

Avant d'en terminer avec ces considérations relatives aux états d'hypersensibilité d'origine alimentaire, il nous paraît utile de fournir quelques indications au sujet d'une thérapeutique préconisée contre certaines formes d'intolérance lactée des enfants et même des adultes. Le professeur E. WEILL (de Lyon) s'inspirant de considérations cliniques et pathogéniques a préconisé l'emploi du lait en injections sous-cutanées, à la dose de quelques centimètres cubes, suivant des règles qu'il a fixées. Cette méthode, incontestablement, à la condition qu'elle soit judicieusement appliquée, fournit des résultats très utiles et même brillants. Toutefois, de l'avis de M. WEILL, elle ne saurait être rangée dans la catégorie des moyens antianaphylactiques, pour les raisons suivantes : d'une part, il n'est pas établi que les formes d'intolérance à l'égard du lait observées chez le nourrisson, doivent être rattachées à l'anaphylaxie ; leur allure clinique ne plaide pas en faveur de cette supposition. D'autre part, comme le fait très justement remarquer M. WEILL, « la désensibilisation par l'emploi de petites doses d'antigène proposée par BESREDKA est temporaire, tandis que l'immunité contre l'intolérance, obtenue par les injections sous-cutanées de lait, est durable ». Elle est le plus souvent définitive. De quelle manière agit-elle ? Il est malaisé de le dire. Son mécanisme n'est pas élucidé ; mais il est fort probable qu'elle n'agit point à la façon des médications antianaphylactisantes.

§ 4. — Les manifestations respiratoires rattachées à l'anaphylaxie

Elles constituent un groupe particulier : il est assez disparate par l'étiologie, mais plus uniforme par la symptomatologie. Il comprend les déterminations caractérisées surtout par de là dyspnée, ou de l'inflammation des voies respiratoires supérieures, à caractère souvent spasmodique ou du moins épisodique : l'asthme, certaines formes de coryza périodique ou apériodique, ou de bronchite rhino-spasmodique.

De l'asthme lui-même, il ne faut bien entendu retenir que les formes dans l'étiologie desquelles on ne relève aucune cause notoirement organique, comme, par exemple les scléroses pulmonaires localisées, étendues ou accompagnées d'emphysème, les affections cardiaques ou rénales; et seules seront envisagées les variétés dites essentielles. La notion de leur nature anaphylactique a été soutenue par MELTZER (1910) puis par LANDOUZY (1912). A l'heure actuelle, beaucoup d'auteurs se font les défenseurs de cette théorie que l'asthme idiopathique repose sur une base d'hypersensibilité, celle-ci amenée par une substance dont les recherches modernes se sont préoccupées de préciser la nature.

Ce n'est pas ici le lieu d'exposer les fondements et la légitimité de cette conception. Il suffira d'envisager, d'un point de vue clinique et thérapeutique, les résultats obtenus dans la cure de certains asthmes et de coryzas. Ces derniers reconnaissent, en général, une cause univoque, l'inhalation de certains principes irritants. Les syndromes asthmatiques, au contraire, demeurent sous la dépendance de causes multiples : action directe, sur la muqueuse trachéobronchique, de substances irritantes à l'égard desquelles le sujet présente une hypersensibilité native, ou une sensibilisation progressive, aliments ingérés qui, par un mécanisme obscur, entraînent l'apparition de manifestations respiratoires du type spasmodique.

Les symptômes et les causes du rhume des foins, dans sa forme classique sont connus depuis longtemps. En 1873 BLACKLEY découvrait que le pollen est la cause, sinon unique, du moins prépondérante du *hay fever*, et montrait que le pollen est susceptible de produire une réaction cutanée par scarification chez les individus souffrant de cette maladie. Bientôt la notion première subit un élargissement. On admit aussi l'existence d'autres coryzas susceptibles de se montrer à toutes périodes de l'année, en dehors de la période des foins, et causés par le pollen du seigle, des arbres fruitiers, sous la forme précoce, et des émanations venues de certaines plantes, par exemple : les pollens de solidago et d'ambrosia, peut-être d'autres produits végétaux. MM. BILLIARD et MALTET ont fait à ce sujet des études intéressantes (1907) ; elles leur ont permis de réaliser chez des canards préparés spécialement au moyen de plusieurs pollens et poussières végétales, la production d'un sérum contre le rhume des foins, et l'asthme.

Le domaine de l'asthme «idiopathique» est beaucoup plus étendu. Des recherches récentes ont permis de lui assigner de vastes limites. Schématiquement on peut dire que le syndrome asthmatique lui-même reconnaît une origine directe, respiratoire : inhalation de poussières, de particules en suspension d'une ténuité particulière, de même qu'une origine digestive à peine soupçonnée, et que les recherches de ces dernières années ont mises en pleine lumière.

Par les voies respiratoires peuvent pénétrer des agents divers. Des observations curieuses ont été publiées ; celle de M. WIDAL et de ses collaborateurs, LERMOYEZ, ABRAMI, BRISSAUD, JOLTRAIN, concernant un marchand de moutons, est très significative, pleine d'enseignements précieux. Les auteurs américains ont poussé très loin l'étude de ces faits concernant l'asthme ; les travaux de MELTZER (1910), KOESSLER, Ch. WALKER (1918), SCHULTZ et LARSON (1918), TALBOT (1916 et 1918), SCHLOSS (1920), offrent des aperçus intéressants. Ils montrent que des syndromes asthmatiformes, en apparence primitifs peuvent être causés par des émanations fines imperceptibles provenant de la peau des chevaux, des chiens, des oiseaux domestiques, de produits végétaux : pollens, graines, feuilles. Pour mettre en évidence cette susceptibilité particulière des patients, les médecins américains pratiquent systématiquement des cuti-réactions souvent en grand nombre avec des dilutions aqueuses des produits soupçonnés perturbateurs, recherche d'ailleurs ardue et longue. Ch. WALKER cite des cas de sujets sensibilisés par des produits émanés de perroquet vivant dans la maison ou l'appartement au voisinage des patients, et il ajoute que souvent ces derniers ont préféré subir un traitement désensibilisateur long, pour garder auprès d'eux leurs animaux favoris ! Il relate encore le cas d'une jeune fille qui, depuis longtemps, prenait des accès d'asthme dès qu'elle était approchée par une personne ayant été au contact, même court, d'un cheval.

Les voies digestives sont également une porte d'entrée indirecte, mais qui permet l'introduction dans l'organisme de substances anaphylactogènes. C'est un chapitre assez nouveau qui s'ouvre. Des syndromes asthmatiques sont parfois causés par des aliments usuels, les œufs, le lait, les viandes de boucherie, le chocolat, etc. L'intéressante observation publiée par V. CORDIER (1919) de Lyon, concerne un malade sensibilisé progressivement par et pour la viande de bœuf. En Amérique également on a cherché parfois avec une patience et une ténacité remarquables l'origine de certains asthmes. Des cuti-réactions sont pratiquées avec des dilutions dans de l'eau distillée ou chlorurée de divers aliments. Les listes publiées par les auteurs américains des substances ainsi inoculées sont fort longues, et c'est parfois après essai de 20, 30 et même 35 dilutions que l'on a pu parvenir à découvrir l'aliment perturbateur. Une observation curieuse de M. ROCH a été publiée à la Société Médicale des Hôpitaux de Paris (10 juin 1921). Des crises typiques d'asthme étaient provoquées immédiatement, ou dans un délai très court, par l'inoculation dermique d'une solution aqueuse de pomme de terre à laquelle la malade disait être très sensible.

Enfin des syndromes asthmatiques sont causés par l'intervention de microbes habitant les voies respiratoires ou digestives. M. DANYSZ, M. MINET ont basé sur cette conception un traitement par auto ou stock-vaccins, de certains syndromes asthmatiques.

Quelle que soit l'origine exacte de ces diverses classes d'asthme, les conditions particulières de leur apparition suggèrent en effet l'hypothèse d'une sensibilisation de l'organisme. Un argument en faveur de cette conception peut encore être tiré de ce fait que asthme et dermatose se succèdent et alternent. Il est nécessaire qu'une enquête étiologique, dans la mesure où elle peut être faite, renseigne le clinicien sur l'origine de ces manifestations car il semble que la conception de l'asthme essentiel perde, à l'heure actuelle, beaucoup de terrain.

La conséquence pratique est que, l'idée étant acquise d'une origine exacte de ces troubles, il faut opérer la désensibilisation. On part d'une dilution aqueuse, de degré variable, de l'antigène quel qu'il soit : la plus faible est au millionième, la plus forte au centième. De cette dilution on injecte sous la peau, un dixième de centimètre-cube; puis de semaine en semaine, on élève le degré de concentration et la masse du liquide inoculé. Quelques médecins américains, surtout Ch. WALKER, insistent sur la prudence avec laquelle il convient d'entreprendre les injections chez certains malades qui présentent en même temps de l'asthme et de l'eczéma;

les injections sont susceptibles de réveiller ou d'augmenter l'étendue et l'acuité de cette dermatose ; il est donc nécessaire, quand eczéma et asthme sont associés ou alternent chez le même individu, de pratiquer la désensibilisation avec lenteur.

Cette dernière réalisée, pendant combien de temps persiste-t-elle ? Il est difficile de donner des chiffres absolus ; mais la lecture des observations, particulièrement des cas publiés en Amérique, donne l'impression que le résultat n'a pas une durée indéfinie ; à nouveau se produit de la sensibilisation qu'il faut encore traiter.

§ 5. — Les manifestations cutanées de nature probablement anaphylactique

Là encore, le groupe n'est pas homogène. Il renferme des états d'hypersensibilité d'origine interne ou externe.

La première variété, dans une large mesure, se confond avec les précédentes manifestations digestives ou respiratoires. L'urticaire, l'eczéma, même la maladie de QUINCKE, quelque origine qu'on veuille leur assigner, ont fréquemment pour base une hypersensibilité congénitale ou acquise ; il est donc inutile de consacrer de longs-développements à ces affections. Plus particularisés sont les cas de dermatose pour lesquels ont été proposés des traitements par autohémo, ou autosérothérapie : des observations de RAVAUT (1913), J. NICOLAS, GATÉ et DUPASQUIER (1921), il ressort que des prurigos variés, des urticaires, des eczémas peuvent être utilement traités par l'injection au malade de son propre sang entier : on réalise sans doute par là, une désensibilisation vis-à-vis de la cause inconnue qui produit la dermatose. L'efficacité réelle du traitement, dans certains cas, le désigne particulièrement à l'attention des cliniciens.

Le groupe des états d'hypersensibilité cutanée, d'origine externe n'est lui-même pas homogène : il réunit des observations carctérisées par une susceptibilité particulière de certains sujets à des substances d'origine animale ou végétale. Dans la première classe on peut citer les faits d'hypersensibilité à certains poils d'animaux, cobayes par exemple, comme dans l'observation de MARKLEY citée par M. PAGNIEZ. Dans le second groupe : la primevère, le lierre, le sumac, certains bois, en particulier, le bois de satin (observation de WECHSELMANN). Les dermites professionnelles peuvent être classées dans la catégorie des maladies réalisées par sensibilisation progressive : dermites eczématiformes des cimentiers, des plâtriers, des blanchisseurs, des cuisiniers, etc. Il n'est pas certain que le mécanisme de ces dermatoses doive être rattaché à l'anaphylaxie : la seule irritation cutanée peut suffire. Mais on observe parfois des cas dans lesquels, à partir d'une certaine période, il suffit du contact d'une quantité minime de la substance journellement manipulée pour que la dermatose subisse une recrudescence immédiate et très accentuée. Certains eczémas professionnels seraient notablement améliorés, dit M. TZANK (1921), par l'autohémothérapie qui réalise là aussi, une désensibilisation.

Dans le groupe des dermatoses rattachées, théoriquement à l'anaphylaxie, on relève parfois des particularités curieuses : certains sujets tolèrent bien le contact d'une substance déterminée ; puis, sans raison précise, brusquement, apparaît l'hypersensibilité. Récemment, à la Société Médicale des Hôpitaux de Paris, M. NETTER (mars 1921) affirmait que l'analyse scientifique des accidents dits anaphylactiques, et notamment de l'urticaire, offre un intérêt particulier. Chez quelques individus, soudainement peut apparaître une sensibilité accrue dans des proportions considérables. A ce propos, M. NETTER cite le cas d'un sujet qui, à l'âge de trente ans, fut atteint d'une urticaire, après avoir pris une douche froide ; or, depuis cette circonstance fortuite, ce même sujet ne peut s'immerger dans l'eau froide d'une rivière, sans qu'apparaisse une urticaire généralisée ; et cette urticaire n'est produite ni par les bains de mer, ni par les bains chauds, ni par l'ingestion de certains aliments.

§ 6. — Sur quelques troubles nerveux rattachés à l'anaphylaxie

C'est là un chapitre à peine ébauché. C'est à titre d'hypothèse seulement que l'on a prétendu assigner à la migraine et à l'épilepsie une place dans le cadre de l'anaphylaxie ; quelques auteurs admettent une similitude entre la crise comitiale et même l'accès de migraine et l'ictus anaphylactique obtenu expérimentalement chez l'animal, surtout si l'animal lui-même présente des symptômes convulsifs, ce qui permettrait d'établir une analogie accusée entre les deux ordres de manifestations. Or, comme le remarque très justement M. PAGNIEZ, qu'il y ait, au moment de la crise comitiale des phénomènes de choc, cela ne paraît pas douteux ; mais qu'il s'agisse d'un choc anaphylactique, c'est ce qui est fort discutable. La pathogénie de l'épilepsie, le mécanisme de la crise sont encore à l'heure actuelle obscurs, mal élucidés.

Et l'hypothèse d'une hypersensibilité ou d'une sensibilisation des centres nerveux par des influences diverses, toxiques, alimentaires, et s'extériorisant par des manifestations aiguës surtout convulsives, est acceptable, mais non démontrée. Les mêmes réserves s'imposent pour la migraine dont la nature ne nous est pas exactement connue. Dans ces deux maladies quelques succès thérapeutiques s'appuient sur des principes d'antianaphylaxie : médication peptonée, injection réitérée de sérum équin, et même de venin de crotale. Mais les observations sont encore bien peu nombreuses.

A propos de l'éclampsie, on peut, plus fortement encore, formuler des doutes. Si, expérimentalement, on a réussi à provoquer chez des animaux des phénomènes anaphylactiques, en les inoculant avec des fragments de placenta, c'est parce que, ainsi, on leur injectait des extraits d'organe, et non parce que celui-ci possède une nocivité propre, génératrice de désordres nerveux chez la mère. De même que pour l'épilepsie, la pathogénie de l'éclampsie offre une certaine complexité : recherches expérimentales et constatations cliniques ou anatomiques n'appuient en rien l'hypothèse de sa nature anaphylactique.

§ 7. — L'Antianaphylaxie médicamenteuse

Cette variété offre un intérêt réel car elle permet d'aborder deux questions d'un ordre général : celle du rattachement à l'anaphylaxie de certaines formes d'intolérances médicamenteuses, ces intolérances étant les unes acquises, réalisées progressivement, les autres natives. On est ainsi conduit à accepter comme état anaphylactique ce qui, pour d'autres, représente de l'idiosyncrasie. Mais il paraît logique de le faire. Quelle que soit leur origine, ces états sont surtout caractérisés par de l'hypersensibilité. En second lieu l'anaphylaxie aux médicaments est créée par des substances qui ne sont point des protéiques, mais bien des cristalloïdes, ce qui est en désaccord avec les données classiquement admises, d'après lesquelles, seuls, les colloïdes peuvent produire de l'anaphylaxie.

1º Bien des médicaments entraînent des accidents : quinine, salicylate, iodure et composés iodés (réactions de groupe), opium et dérivés, et surtout antipyrine si fréquemment incriminée.

Les accidents causés par eux sont de deux groupes : manifestations locales au niveau des muqueuses et de la peau, apparaissant immédiatement et sous l'influence de doses infimes d'un médicament ; susceptibilité particulière élective survenant même si le patient ignore qu'il arrive « au contact » du médicament ; accidents généraux par ingestion et qui consistent d'ordinaire dans des éruptions du type urticarien. Les critères sont fournis, dans une certaine mesure, par les résultats positifs des réactions cutanées ; ou bien c'est la réalisation d'une anaphylaxie passive, transférée, à un animal par le sérum d'un malade hypersensible à tel médicament. Quelques expériences de BRUCKE, KLAUSNER (1910) sembleraient apporter une preuve expérimentale. Mais elles ont été fortement discutées et, à tout prendre, point indispensables.

Quand il est avéré que l'hypersensibilité existe, il faut tenter une désensibilisation progressive. Elle est souvent réalisable. Parfois elle échoue ; ou encore, l'ayant obtenue, on constate qu'elle s'évanouit pour laisser place à une vulnérabilité nouvelle ; même en commençant par des doses minimes, on ne peut vaincre cet état particulier. Des observations intéressantes de désensibilisation ont été publiées par M. WIDAL et ses collaborateurs PAGNIEZ, PASTEUR VALLERY-RADOT, etc.

En tout état de cause, s'agit-il à proprement parler d'une antianaphylaxie, ou d'une accoutumance progressive à des substances dont l'action s'exerce à la façon d'un toxique ? BLOCH (1912), PESCI (1916) prétendent que la susceptibilité aux médicaments ne constitue pas un état anaphylactique vrai ; il s'agit en réalité d'une combinaison par affinité de certains protoplasmas cellulaires avec des substances médicamenteuses. M. LUMIÈRE (1921) admet la formation rapide, même instantanée, de colloïdes spéciaux, par la rencontre des constituants du sérum ou des cellules avec quelques médicaments. Il n'est pas impossible, en effet, que des substances nouvelles puissent ainsi prendre naissance.

2º Une mention particulière doit être accordée aux arsénobenzènes : il semble opportun de discuter brièvement si, au cours du traitement par ces agents thérapeutiques, les accidents observés doivent ou non être considérés comme ressortissant à l'anaphylaxie.

Le rapprochement entre les manifestations de certains états anaphylactiques et particulièrement de la maladie sérique a été tenté il y a plusieurs années par certains auteurs : WECHSELMANN, EMERY et MORIN. Mais la majorité des auteurs refuse actuellement d'accepter cette analogie. M. MILIAN qui a consacré de fort intéressantes études à la description et au traitement de la crise nitritoïde ne l'accepte pas. La thèse et les publications récentes

(1920-1921) de M. Pomaret constituent des documents dans lesquels on peut puiser des indications très utiles.

Il est indiscutable que la crise nitritoïde présente avec le choc « anaphylactique » de nombreuses analogies ; symptômes et même lésions sont, dans leur allure générale ou leur aspect, bien rapprochés. Mais si l'on veut établir une analogie complète on se heurte à des objections assez fortes pour conduire à une conclusion négative. Tout d'abord la crise nitritoïde apparaît dans des circonstances multiples : elle peut survenir brusquement, inopinément dans le cours d'injections successives, jusque-là bien supportées ; ou encore lorsque la série des injections étant presque terminée, on emploie de fortes doses. Mais surtout on la constate lors d'une toute première injection chez des sujets qu'on peut dire, en toute certitude, non sensibilisés ; car, si pour d'autres substances pénétrant par voie alimentaire ou respiratoire, il est possible, sinon rationnel, d'invoquer des imprégnations antérieures, toute supposition de ce genre ne saurait être émise sur l'éventualité d'une sensibilisation par les arsénobenzènes. Enfin, dernier argument : des malades ayant présenté une ou des crises nitritoïdes, supportent ultérieurement, sans dommage, des doses beaucoup plus fortes du médicament. — Pratiquement de multiples facteurs interviennent pour imprimer aux « réactions » produites une allure variable : quantité du produit inoculé ; — concentration plus ou moins forte de la solution ; — alcalinité ou acidité de la solution ; — vitesse de l'injection ; — composition chimique particulière du sérum sanguin du patient. Vraisemblablement, remarque M. Pomaret, la rencontre de l'arsénobenzène provoque des modifications intenses et immédiates dont la nature n'est d'ailleurs pas entièrement précisée et qu'il est plus prudent de désigner sous le terme un peu vague de nocivité par contact : lors de cette rencontre prend naissance un « complexe colloïdal arsénobenzolique ». C'est pourquoi, il n'est pas juste d'accorder ici une place aux méthodes susceptibles de prévenir ou d'atténuer les effets perturbateurs des arsénobenzènes. Dans la nomenclature actuelle on les désigne sous le nom d'accidents anaphylactoïdes ; ils méritent cette appellation, car, des manifestations anaphylactiques, ils n'ont que l'apparence, et non la physionomie caractéristique. Ils doivent donc, logiquement, être rangés à côté des syndromes survenant toutes les fois qu'une substance inoculée par voie veineuse exerce une action colloïdoclasique.

Toutefois il serait excessif de rejeter complètement l'hypothèse que, dans ces circonstances, ne peut intervenir un facteur de sensibilisation, car si l'on imagine la formation d'un complexe protéino-arsenical, il pourra lui-même exercer une action sensibilisatrice.

§ 8. — L'Antianaphylaxie dans les maladies infectieuses

Il serait très intéressant, au cours des toxi-infections, d'obtenir, par des procédés d'une application rapide et sûre, la désensibilisation de l'organisme. Dès longtemps ce problème a préoccupé les chercheurs et, bientôt dans la science médicale, à côté des procédés de vaccination préventive, imaginés par PASTEUR, prit place la vaccination curatrice ; on sait qu'elle a été surtout étudiée par WRIGHT et qu'elle utilise des microbes spécifiques, tués.

Mais, si l'on veut considérer l'emploi, dans les maladies infectieuses, des méthodes antianaphylactisantes, il est tout d'abord nécessaire d'établir quel est, dans l'évolution de celles-ci, le rôle joué par l'anaphylaxie elle-même. Or dans l'éventualité d'une affection bactérienne aiguë ou chronique, rien ne permet d'imaginer, en toute certitude, l'existence d'une sensibilisation authentique, réalisée par le microbe pathogène. De divers côtés la question a été discutée. Elle a été surtout envisagée par les expérimentateurs, au moment où FRIEDBERGER avait soutenu cette idée que l'invasion de l'organisme par un agent infectieux est accompagnée de la formation d'une substance spéciale, l'anaphylatoxine. Or l'existence de cette dernière est purement hypothétique. Il est probable, au contraire, que la prétendue anaphylatoxine est engendrée par la réaction d'un corps vivant ou inerte, protéique ou autre, arrivant au contact des éléments du sérum sanguin. Dans son livre sur l'Immunité, M. BORDET entreprend une discussion approfondie de cette question et fait à ce sujet des remarques très justes. Ainsi que v. PIRQUET l'avait déjà objecté, M. BORDET insiste sur ce fait que l'antigène microbien représente un être vivant susceptible de proliférer, engendrant par lui-même des actions diverses dont les unes sont communes à toutes les infections, les autres caractérisent proprement, spécifiquement, certaines maladies. Dans l'anaphylaxie commune, la variété sérique par exemple, la substance perturbatrice n'est pas dotée d'un pouvoir de multiplication. En outre, si, dans les affections microbiennes, à l'anaphylatoxine était dévolu un rôle prépondérant, on relèverait chez elles une allure sinon identique, du moins, étroitement apparentée : ce que les pathologistes n'ont point constaté. Et M. BORDET conclut avec raison qu'il ne faut pas

encore abandonner les notions anciennes, traditionnelles, de viru-
lence et de toxicité microbiennes.

Dans une maladie dont l'évolution est souvent chronique,
à savoir la tuberculose, les recherches ont été également orientées
pour essayer une thérapeutique désensibilisatrice ; celle-ci devant
être réalisée par un produit spécial, la tuberculine. Mais là encore,
aucun résultat n'a permis de répondre à l'interrogation posée.
Car rien n'amène à considérer que dans l'invasion par le bacille
de KOCH, les modifications cellulaires et humorales sont dues
uniquement ou fondamentalement au produit sécrété par lui.

Des recherches récemment exécutées au cours de maladies
infectieuses, par l'inoculation de l'antigène spécifique, tendent à
provoquer une modification brusque de l'équilibre humoral et
probablement cellulaire. Mais il ne faut pas perdre de vue que ce
procédé ne saurait prétendre à réaliser une antianaphylaxie véritable ; il a pour but d'utiliser, pour en obtenir une influence heureuse, le choc vasculo-sanguin. Les brèves considérations qui
seront émises dans le chapitre suivant permettront, croyons-
nous, d'appuyer cette opinion.

CHAPITRE VI

ANTIANAPHYLAXIE ET IMMUNITÉ

Une dernière question doit être envisagée ; quels sont les rapports entre ces états : anaphylaxie, antianaphylaxie et immunité ?
Lorsqu'un organisme a été désensibilisé par le jeu de la vie normale ou par un procédé thérapeutique, ce changement est-il
éphémère ou au contraire définitivement acquis ? S'agit-il alors
d'une immunité solide ou d'une fragile protection contre l'antigène ? La réponse à ces questions présente une portée générale
en même temps qu'un intérêt pratique.

Il faut, tout d'abord, rappeler que l'anaphylaxie et l'immunité
ont entre elles des analogies ou des similitudes. Expérimentalement, elles apparaissent dans des conditions à peu près identiques.
Elles se développent l'une et l'autre avec une certaine lenteur ;
elles ne sont toutes deux évidentes ou démontrables qu'après
une période d'incubation dont la durée diffère peu de l'une à l'autre.
Elles sont, ou à peu près, strictement spécifiques. Leur installation
s'accompagne de la formation, dans le sérum du sujet, d'anticorps,
cette expression étant envisagée très largement. L'injection de

sérum d'animal traité à un animal neuf permet de transmettre une anaphylaxie ou une immunité passives. Enfin anaphylaxie et immunité actives ont toutes deux une longue durée. La seule différence d'une importance capitale est que l'immunité s'accompagne d'une augmentation de résistance vis-à-vis de l'antigène : dans l'anaphylaxie, au contraire, cette résistance est diminuée.

L'antianaphylaxie représente, elle, l'acquisition rapide (tachyphylaxie) ou foudroyante (skeptophylaxie), d'un état réfractaire à l'action de la substance perturbatrice. Elle est spécifique et non spécifique ; l'inoculation par injection à un animal neutre de sérum d'un animal désensibilisé ne réalise pas facilement une antianaphylaxie passive. La durée de l'antianaphylaxie souvent très éphémère ou brève est toujours plus courte que celle de l'anaphylaxie et de l'immunité.

Depuis le moment où des études furent entreprises sur l'anaphylaxie, on chercha à préciser la situation exacte en biologie de ces deux états : l'anaphylaxie et l'immunité. Toutefois les vues exprimées par Ch. RICHET, NOLF, NICOLLE et ABT, DANYSZ, J. BORDET, M. ARTHUS ne sont pas concordantes. Nous ne pouvons citer ces opinions mais on peut dégager une idée générale : de quelque point de vue qu'on les considère il semble bien en dernière analyse qu'il existe entre ces états des différences marquées et que le premier ne représente pas une étape nécessaire vers le deuxième.

Cette supposition étant admise, on est tout naturellement conduit à envisager les conditions inverses : l'état d'anaphylaxie ayant cessé ou ayant été artificiellement supprimé, peut-on constater qu'il a fait place à une immunité directe, ou plus simplement l'animal redevient-il « neuf » ?

1º De ses expériences, M. BESREDKA avait conclu qu'après des injections vaccinantes on peut reproduire chez l'animal une nouvelle sensibilisation par inoculation d'antigène ; il avait même réussi à faire passer plusieurs fois certains sujets d'expérience par les états successifs, cycliques, d'anaphylaxie et d'antianaphylaxie, de telle sorte qu'il en était arrivé à cette conclusion que l'animal revient ainsi à un état « neuf ».

En réalité l'emploi des procédés antianaphylactisants même les plus rationnels ne ramène pas l'individu à ce qu'il était auparavant. Au bout d'un temps plus ou moins long, deux à trois mois au plus pour le cobaye, dans un délai moindre chez les animaux producteurs de sérum, l'animal redevient hypersensible à l'action de l'antigène. Il s'agit donc, dit M. ARTHUS, d'une « anaphylaxie masquée et non supprimée». Tout récemment d'intéressantes recherches ont été exécutées par MM. ARLOING, DUFOURT et LANGERON (1921) ; elles peuvent servir à éclairer la notion des rapports entre les deux états d'anaphylaxie et d'immunité. Mais elles ne sont pas encore concluantes. Les résultats obtenus doivent être seulement considérés comme une conséquence lointaine, indirecte et inconstante du choc anaphylactique délibérément provoqué.

2º Les enseignements de la clinique parlent également contre l'idée que la désensibilisation est obtenue à titre définitif. La lecture des observations publiées montre que, souvent, les patients retrouvent ensuite l'hypersensibilité qu'ils présentaient déjà ; la protection n'est chez eux que temporaire, et l'on ne saurait, dans ces conditions, parler d'une immunité solidement acquise vis-à-vis de la substance perturbatrice ; c'est ce que M. WIDAL a exprimé en termes formels à propos de certains états anaphylactiques : asthme, affections digestives et ce qu'il a pu, presque à la manière expérimentale, réaliser au moyen d'un médicament : l'antipyrine. La durée de la désensibilisation n'est donc qu'éphémère.

Pour résoudre cette question, on ne peut, là encore, faire appel aux renseignements fournis par des observations cliniques récentes touchant l'emploi de certaines méthodes qui ne sont pas à proprement parler antianaphylactisantes : les procédés dits de colloïdoclaso-thérapie. Il n'est pas établi qu'ils agissent contre l'anaphylaxie dont l'existence au cours des maladies infectieuses est fort discutée. Le choc colloïdal provoqué agit en créant un état humoral et cellulaire nouveau susceptible d'exercer une action brusque et nocive sur les bactéries, particulièrement dans les états septicémiques. Mais les résultats obtenus par cette méthode d'un maniement délicat, parfois dangereux, sont eux-mêmes encore très incertains. Dans deux cas observés par nous, de choc sérique, la maladie n'a été influencée d'aucune manière par la perturbation cependant brusque, provoquée par le choc. Aucun effet vaccinant, atténuateur ou protecteur n'a été relevé. Même dans les cas où l'on obtient un résultat favorable, on peut dire qu'il s'agit d'un effet bactéricide mais non d'une antianaphylaxie vraie, c'est-à-dire d'une désensibilisation vis-à-vis du microbe pathogène.

Des études doivent être encore entreprises sur ces points : la nature exacte des relations entre l'antianaphylaxie et l'immunité ;

la durée de la première, la réalité et le sens des modifications qu'elle imprime à l'organisme. Mais dans l'état actuel des acquisitions réalisées, nous ne sommes nullement autorisés à conclure que, par nos procédés habituels d'antianaphylaxie, nous obtenons, en toute certitude, une immunité réelle, stable et définitive.

CONCLUSIONS

Dans l'exposé qui précède, nous nous sommes attachés à résumer, sous une forme brève les travaux que cette importante question de l'antianaphylaxie a suscités au cours de ces dernières années, et nous avons essayé d'accorder une part à peu près égale aux recherches de laboratoire et aux enseignements de la clinique; car, dans ce domaine, l'expérimentateur a précédé et éclairé la route suivie par les pathologistes, de même que, pour la connaissance de l'anaphylaxie, ce sont des physiologistes qui nous ont apporté les premières lumières.

Cependant, il convient de ne pas établir un parallélisme étroit et rigoureux entre les résultats obtenus dans ces deux domaines. L'étude de l'antianaphylaxie montre que, si les acquisitions réalisées dans les laboratoires permettent de construire des schémas, la pathologie n'y conduit pas avec une égale facilité.

Tout d'abord, on relève ce premier contraste. L'expérimentateur peut, à sa guise et dans des conjonctures où son observation sera la plus rigoureuse, faire apparaître chez l'animal l'état caractéristique de l'anaphylaxie. Puis, à l'heure également propice, il tentera de mettre fin à l'état spécial créé par lui.

Dans la pathologie humaine il n'en va pas ainsi. Bien différentes sont les conditions suivant lesquelles pénètrent, au sein de l'économie, les substances capables de produire l'état d'hypersensibilité. Antigènes et organisme réalisent des combinaisons qui ne correspondent pas à nos conceptions, et qui déjouent nos calculs.

Et surtout, nous ignorons ce qu'est l'anaphylaxie, en vertu de quels phénomènes elle prend naissance, quelles modifications intimes elle engendre dans l'organisme, en même temps que son but, si, toutefois, on peut dans un sens téléologique, lui assigner une portée générale. Des signes extérieurs la traduisent. Mais beaucoup d'entre eux ne lui appartiennent pas en propre. Pour affirmer l'existence de l'anaphylaxie, nous ne possédons aucun critère infaillible.

De même, et par voie de conséquence, les méthodes proposées pour la combattre manquent d'assises invulnérables. Certaines formes de sensibilisation de l'organisme sont heureusement influencées par les moyens thérapeutiques employés, mais d'autres échappent à nos tentatives, sans qu'il nous soit possible de fixer le déterminisme des succès ou des échecs ; même lorsque le résultat est favorable, la désensibilisation est seulement éphémère. Bientôt, par l'intervention de causes obscures ou insaisissables, s'installe un état anaphylactique sollicitant une intervention nouvelle. — En outre, il faut bien reconnaître que, examinées d'un point de vue pharmaco-dynamique, les nombreuses méthodes antianaphylactisantes ne reposent pas sur des bases absolument précises.

De nouvelles investigations sont donc encore nécessaires. Des inconnues subsistent : notamment il faudra procéder à une analyse rigoureuse des conditions étiologiques dans lesquelles l'anaphylaxie existe ou s'installe ; rechercher si cet état particulier n'est pas dû, précisément, à des perturbations brusques ou lentes, intéressant la constitution même des humeurs ou des cellules. Les hypothèses chimiques primitivement formulées ne rencontrent plus, dans l'opinion médicale, aucun crédit. Au contraire, on accepte, à l'heure actuelle, avec empressement, une conception physique, proprement colloïdale, pour expliquer ces modifications organiques à allure singulière. C'est dans cette voie que les recherches ultérieures devront s'engager, et, suivant toutes probabilités, à leur clarté, d'importantes acquisitions seront réalisées.

Il serait cependant peu équitable de méconnaître l'immense effort réalisé, les notions fécondes introduites dans la science médicale par les travaux expérimentaux ou cliniques de chercheurs, au premier rang desquels il faut citer les noms de PORTIER, Ch. RICHET, M. ARTHUS et F. WIDAL. Leurs découvertes ont vraiment orienté les investigations dans ce domaine inexploré ; elles ont de toute part suscité des études et éveillé une curiosité qui ne semble pas devoir bientôt s'éteindre. Or, il y a vingt ans, à quiconque, il eût été impossible d'écrire une seule ligne de cet exposé.

BIBLIOGRAPHIE

Les mémoires, publications, monographies ou traités sont fort nombreux.
Il est impossible de citer intégralement toutes les sources auxquelles on a puisé.
L'énumération qui suit ne peut viser qu'à fournir des indications d'ordre général.

I. Périodiques. — Bulletins et C. R. de l'Ac. des Sciences, de l'Académie
de Médecine de Paris, de l'Académie Royale de Belgique, d'Italie, des Sociétés
de Biologie, Médicale des Hôpitaux de Paris, etc. — Journal de physiologie et
de pathologie générales — Annales et Bulletins de l'Institut Pasteur, de Paris —
Archives internationales de Physiologie — Zeitschr. f. Immunitätsforsch. und ex-
perim. Therapie — Centralbl. f. Bakteriologie, etc.... — Journaux belges, italiens,
anglais, américains de médecine expérimentale et de maladies infectieuses. —
C. R. du XIe et du XIIIe Congrès de Médecine, Paris 1910 et 1912 — Journal
Médical Français, de J. CASTAIGNE : 15 oct. 1910, 15 janvier 1913, déc. 1920, etc.

II. Ouvrages généraux. — ARMAND-DELILLE : Le Mécanisme de l'Immunité: l'anaphylaxie et les réactions anaphylactiques. Coll. Critzmann, 8 juillet
1910. — ARTHUS (M.) (Lausanne) : De l'Anaphylaxie à l'immunité, 1 vol., Masson
édit. 1921, 361 pages. — AVERBUCH Jacob : Über Antianaphylaxie, thèse Munich
1913 (bibliogr. importante). — BESREDKA (A.) : Anaphylaxie et antianaphylaxie,
1 vol., Masson, édit., Paris 1917, 147 pages (bibliogr.). — BORDET (J.) : Traité de
l'immunité dans les maladies infectieuses. 1 vol., 720 pages, Masson, édit., Paris 1920.
— COURMONT (P.) : De l'Anaphylaxie. *Nouveau traité de pathologie générale.* T. I,
p. 557, Paris, Masson, édit., 1910. — COURMONT (P.) : L'Anaphylaxie. Faits essen-
tiels. Conception pathogénique générale. *Le Journal de Méd. de Lyon,* n° 3, 20 février 1920, p. 99. — R. DOERR (de Vienne). Article : Die Anaphylaxie, *in Hand-
buch der Technik und Methodik der Immunitätsforschung de* KRAUS *et* LEVADITI,
1 vol. 1909. — FRIEDBERGER (E.), Die Spezifizität der Antianaphylaxie und ihre
Beziehungen zur Resistenz bei einigen der Anaphylaxie ähnlichen Vergiftungen.
Zeitschr. f. Immunitätsf., Bd. XIV, n° 4, p. 371. — PESCI (E.), Forme anafilattiche
Eziologia. Sintomatologia. Profilassi e cura. 1 vol., 358 p., Torino 1916, Merle
et Parigi, édit. (bibliographie importante). — PFEIFFER (H.) : Das Problem der
Eiweissanaphylaxie mit besonderer Berücksichtigung der praktischen Antigen-
diagnose pro foro. 1 vol., 231 p., G. Fischer, édit., Iéna 1910 (bibliographie importante). — VON PIRQUET (Cl. Fr.) : Allergie. Monog., 96 p., J. Springer, édit.,
Berlin 1910 (bibliographie importante). — RICHET (Ch.) : L'Anaphylaxie. *Le Journal
médical français.* 15 septembre 1910, n° 9, p. 571. — RICHET (Ch.) : L'Anaphylaxie,
1 vol., 268 p., Félix Alcan, édit., Paris 1914 (bibliographie importante). — VON
SZILY : Die Anaphylaxie in der Augenheilkunde, 1 vol., 317 p., chez Enke, Stutt-
gart 1914 (bibliographie importante).

III. A propos des Colloïdes. — ACHALME : L'Electronique en biologie,
1 vol., chez Masson, Paris 1913. — BECHHOLD : Die Kolloïde in Biologie und
Medizin, 1 vol., 441 p., chez Th. Steinkopff, Dresde 1912. — DUCLAUX (J.),
Les Colloïdes, 1 vol., 288 p., chez Gauthier-Villars, Paris 1920. — DE KOPAC-
ZEWSKI : Les Colloïdes. Plusieurs articles dans la *Presse Médicale,* 1921. — LAUMO-
NIER (J.), La Colloïdothérapie. Résultats cliniques, 1 vol., 283 p., chez Alcan, Paris
1920. — LUMIÈRE (A.) : Rôle des colloïdes chez les êtres vivants. Essai de Bio-
colloïdologie, 1 vol., 311 p., chez Masson, Paris 1921 (bibliogr. très importante). —
SAHLI (H.) : (de Berne) : Über das Wesen und die Entstehung der Antikörper.
Schweizerische Medizinische Wochenschrift, 1920, n° 5 : bibliographie très détaillée
sur la question des anticorps, de l'immunité et des colloïdes.

IV. Mémoires ou articles spéciaux (ordre alphabétique). — BE-
ZANÇON (F.) et MOREAU (R.) : L'Eosinophilie dans les diathèses et les états anaphylactiques. *Ann. de Méd.* 1914, p. 85. — BOUCHÉ (G.) et HUSTIN (A.) : Le Choc
vasotrophique. Mém. à l'Acad. Royale de Belgique, 1919, 1920 et 21. — BRODIN (P.),
RICHET (Ch.) et SAINT-GIRONS (F.) : Une nouvelle méthode d'antianaphylaxie

(méthode métatrophique) *Rev. de Méd.*, Janvier-Février 1920, n° 1, p. 7. — CAS-
SAN (E.), La Protéinothérapie. Ses indications et ses résultats. *Gazette des Hôp.*,
15 novembre 1919, n° 70, p. 1101. — CHAMPY (Ch.) et GLEY : Sur la toxicité des
extraits de corps jaune. Immunisation rapide consécutive à l'injection répétée
de petites doses de ces extraits (tachyphylaxie). *Soc. de biol*, 22 juillet 1911,
C. R., p. 159. — CORDIER (V.) : L'anaphylaxie alimentaire. *Le Journ. de Méd. de
Lyon*, n° 3, 20 fév. 1920, p. 113. — CORDIER (V.), Anaphylaxie alimentaire et crises
d'asthme. *Arch. des Maladies de l'appareil digestif et de la nutrition*, mars 1919,
p. 287. — P. COURMONT. Maladie sérique. *Traité de Méd.* Widal, P. Roger,
J. Teissier ; Masson, édit., 1921, fasc. VII. — DANYSZ (J.) : Principes de l'évolution
des maladies infectieuses, 1 vol., 171 p., chez Baillière, Paris 1918. — DANYSZ (J.) :
Troubles anaphylactiques aigus et chroniques. Pathogénie et Thérapeutique. Traitement des troubles gastro-intestinaux, des dermatoses, de l'emphysème, et de
quelques troubles nerveux par des antigènes non spécifiques, normalement in-
offensifs. *Paris Médical*, n° 17, 26 avril 1919, p. 329. — FERREYROLLES (P.) et
MOUGEOT (A.) : Immunité, Anaphylaxie et Eaux minérales. Monographie 39 pages,
imprimerie Joachin, Clermont-Ferrand, 1920. — FIESSINGER (N.) : Le rôle des
oxydases leucocytaires dans le choc hémoclasique. *Journ. Médical français*,
juin 1920, n° 6. — EMERY et MORIN : Accidents des arsénobenzènes et anaphylaxie ?
Paris Médical, 24 janvier 1920, n° 4, p. 80. — FLEIG (Ch.), La toxicité du salvarsan.
A. Maloine, édit., Paris 1921, 1 vol. 290 p. — GASTOU (P.) : Les accidents des ar-
sénobenzols. *Bull. et mém. de la Société de Méd. de Paris*, 9 avril 1920. — GAU-
TIER : Traitement préventif de certaines formes de migraine par la peptone. *Soc.
Méd. de la Suisse Romande*, 30 octobre 1919 ; *C. R. in Revue Méd. de la Suisse
Romande*. Déc. 1919, p. 600. — GAUTIER : La crise hémoclasique. *Revue Méd. de
la Suisse Romande*, Mars 1921, p. 156. — HOOBLER (B.-R.), Some early symptoms
suggesting protein sensitization in infancy. *Am. Journ. of Diseases of Children.*
Aug. 1916, Vol. XII, pp. 129, 135. — A. JACQUELIN et Ch. RICHET fils : Reproduction expérimentale des symptômes d'anaphylaxie alimentaire chez l'homme
au moyen de la C. réaction. *C. R. Soc. de Biologie*, 8 janvier 1921, p. 18. — JOUS-
SET (A.) : La sérothérapie à doses massives et le mythe de l'anaphylaxie. *La Presse
médicale*, 5 août 1918, n° 44, p. 401. — DE KOPACZEWSKI et A.-H. ROFFO. L'anaphylaxie et les eaux minérales. *Soc. de Biologie*, séance du 5 juin, *C. R.* Tome
LXXXIII, p. 837. — DE KOPACZEWSKI (M.) : L'anaphylaxie. *Annales de Médecine*,
mai 1920. — DE KOPACZEWSKI (W.) : L'antianaphylaxie. *Ann. de Méd.* oct. 1920,
n° 4, tome VIII, p. 291. — DE KOPACZEWSKI (W.) et S. MUTTERMILCH : Sur l'origine
des anaphylatoxines. *Zeitschrift fur Immunitätsf. und experiment. Therapie*,
29 juillet 1914, Bd. 22, p. 539. — LAROCHE (G.), Ch. RICHET fils et SAINT-
GIRONS (F.) : L'anaphylaxie alimentaire, *in Collection : les Actualités Médicales*,
1 vol., 96 p., Baillière, édit., Paris 1919 (bibliographie). — LAUMONIER : L'antianaphylaxie. *Gaz. des Hôp.*, 6, 18 et 20 janvier 1921, n° 6, p. 89. — LESNE (E.)
et DREYFUS (L.) : L'anaphylaxie alimentaire. *Le Bull. Méd.*, 20 janvier 1912,
n° 6, p. 59. — LESNE (E.) et DREYFUS (L.), Paris : Des conditions de production de
l'anaphylaxie alimentaire. XIIIᵉ Cong. franç. de Méd., Paris, 13, 16 octobre 1912.
— LESNÉ (E.) et DREYFUS (L.) : L'anaphylaxie alimentaire. *Journ. Méd. français*,
15 janvier 1913. — LESNÉ (E.) et Ch. RICHET fils : Anaphylaxie alimentaire aux
œufs. *Arch. de Méd. des enfants*, T. XVI, n° 2, février 1913, p. 80. — LESNÉ :
Anaphylaxie alimentaire chez l'enfant. *La Clinique*, 1ᵉʳ mai 1914, n° 18, p. 274.
— L. MARTIN et H. DARRE : L'anaphylaxie en sérothérapie. *Le Bull. Méd.* 9 nov.
1912, p. 1007. — L. MARTIN et H. DARRE, Paris : Les accidents sériques observés
à l'hôpital Pasteur. XVIIᵉ Cong. franç. de Méd., Paris 13, 16 oct. 1912. —
MICHIELS : Réaction sérique intra-cutanée. *Arch. de Méd. des enfants*, 1913, p. 835.
MILIAN : La crise nitritoïde. *Annales des Mal. vénériennes*, 1921. — MINET (J.),
Traitement des affections pulmonaires par la vaccinothérapie. *Presse médicale*,
13 juillet 1921, n° 56, p. 553. — V. MORAX (Paris) : L'anaphylaxie : ses rapports
avec l'ophtalmologie. *XII th. International Congress of Medecine London 1913.* —
A. NETTER : Efficacité de l'ingestion de chlorure de calcium comme moyen pré-
ventif des éruptions consécutives aux injections de sérum. *Soc. de Biologie*, 10 février 1906. — P. NOLF (Liège) : Multiples communications : *Bulletin de l'Ac.
Royale de Belgique. Arch. int. de Physiologie. Revue de Médecine. Presse Médicale. Archivio di Fisiologia. Journal de Phys. et Pathol. Générales.* — Ph. PA-
GNIEZ et P. LIEUTAUD : Phénomènes de type anaphylactique dans la pathogénie

de certaines crises comitiales. *La Presse Méd.*, 19 nov. 1919, p. 693. — Ph. PA-GNIEZ : Conceptions actuelles sur la nature anaphylactique et le traitement de l'asthme. *La Presse médicale*, 24 janvier 1920, n° 7, p. 65. — Ph. PAGNIEZ et PAS-TEUR VALLÉRY-RADOT : Antianaphylaxie digestive ; traitement de certaines urticaires et dermatoses. *Ann. de Dermat. et Syphiligraphie*, 1920. T. I, n° 10, p. 436. — Ph. PAGNIEZ : De quelques traitements de la migraine. *La Presse méd.*, 15 janvier 1921, n° 5, p. 45. — Ph. PAGNIEZ : De la nature de l'épilepsie dite es-sentielle d'après quelques travaux récents. *La Presse méd.*, 23 jui.let 1921, n° 59, p. 582. — Ph. PAGNIEZ : Troubles et maladies déterminées par l'anaphylaxie. *Nou-veau traité de médecine* de Roger, Widal et P. Teissier, fasc. VII, p. 99, chez Masson, édit., Paris 1921. — M. PÉHU : La séro-anaphylaxie humaine. *Le Journ. de Méd. de Lyon*, n° 3, février 1920, p. 105. — M. PÉHU et P. DURAND : Recherches cliniques sur les phénomènes observés dans les réinjections sériques. *Ann. de Méd.* 1920, T. VII, n° 3, p. 196. — M. PÉHU et P. DURAND : Nosographie de la séro-anaphylaxie humaine. *Ann. de Méd.*, 1920, T. VII, n° 4, p. 255. — M. PÉHU et P. DURAND : Sur quelques accidents de la sérothérapie antiméningococcique. *Journ. de Méd. de Lyon*, 5 mai 1921. — M. PÉHU et P. BERTOYE : Sur un cas de mort par séro-anaphylaxie. *Journ. de Méd. de Lyon*, 5 août 1921. — M. PÉHU et P. BERTOYE : Sur l'anaphylaxie lactée in *« Le Lait »*, n°s 7 et 8. 1921. — E. PESCI : Recherches expérimentales sur la théorie de l'anaphylaxie. *Journal de Physio. et de Pathologie générales*, mai 1921. — E. PESCI : Sierologia dell' anafilassi speri-mentale e clinica de echinococco. *Riforma medica*, anno XXXVII, n° 7. — PESCI (E.) : Sull'anafilassi terapeutica. *La Riforma medica*, n° 22, 28 mai 1921, p. 514. — E. PESCI : Ricerche su la teoria dell' anafilassi. *Riforma medica*, anno XXXVII, n° 14. — VON PIRQUET und B. SCHICK : Die Serumkrankheit, Monog., 144 p., Leipzig 1905, Deuticke, édit. — VON PIRQUET : Neuere Beobachtungen über die Serumkrankheit. *Jahrbuch für Kinderheilk.*, oct. 1905, Band 12, Heft 4. — M. PO-MARET : Considérations biochimiques sur les arsénothérapies de la syphilis, Thèse Paris 1920. — RATHERY et BORDET : Sérothérapie pulmonaire par voie trachéale. *Paris Médical*, 6 novembre 1920, n° 45, p. 345. — P. RAVAUT : L'importance des traitements internes en dermatologie. L'emploi du cacodylate de soude à haute dose et de l'hyposulfite de soude. *Presse médicale*, 28 janvier 1920, n° 8. — P. RAVAUT : Essai sur l'auto-hémothérapie dans quelques dermatoses. *Annales de dermatologie et de syphiligraphie*, mai 1913. — RAVAUT et RABEAU : Dermite érysipélateuse de la joue récidivant régulièrement depuis plus de quatre ans. Désensibilisation progressive et disparition des accidents sous l'influence de l'hypo-sulfite de soude. *Le Bulletin Méd.*, 22 et 25 déc. 1920, n° 62, p. 1167. — Ch. RICHET : De la délimitation de l'anaphylaxie. *Le Journ. méd. français*, n° 1, 15 janvier 1913, p. 14. — Ch. RICHET, P. BRODIN et F. SAINT-GIRONS : Une nouvelle méthode d'antianaphylaxie (méthode métatrophique). *Revue de médecine* 1920, n° 1, p. 7. — ROSKAM : Urticaire. Peptone et anaphylaxie. *C. R. Soc. Belge de biologie*, 5 février 1921, p. 270. — F. SAINT-GIRONS : Antianaphylaxie et sérothérapie. *Revue Méd. française*, Déc. 1920, n° 5, p. 241. — P. SCHIFF : L'éosinophilie hémo-clasique. *Soc. de biol.*, 11 juin 1921. — P. SCHIFF (Genève) : La genèse des éry-thèmes post-salvarsaniques. *Annales des maladies vénériennes*, mai 1921, p. 257. — SCHULTZ (F.-W.) and LARSON (W.-P.) (Minneapolis) : Anaphylaxis and its relations to some diatheses common to infancy and childhood. *Archives of pediatrics*, dé-cember 1918. — O.-M. SCHLOSS (New-York) : A case of allergy to common foods. *Am. Journ. of Diseases of Children*, juni 1912, V. 3, pp. 341-362. — O.-M. SCHLOSS : Allergy in infants and children. *Am. Journ. of Diseases of Children*, Juni 1920, Vol. XIX, p. 433-454. — G. SERRA : L'intradermoreazione nelle diagnosi dell' echinococcosi. *Il Policlinico*, Anno XXVIII, 15 janvier 1921, p. 35. — L.-M. SPOL-VERINI : Sulla dissensibilizzazione a mezzo del peptone del bambino sierotera-pizzaso. *La Pediatria*, 15 septembre 1920, Fasc. XVIII, p. 841. — DE STELLA : Séro-anaphylaxie. *Annales de la Soc. de Méd. de Gand.* Vol. LXXXIX p. 157, 1909. — TALBOT. (FRITZ-B.) (Boston) : Asthma in children. Its relation to anaphylaxis. *The Boston Medical and surgical journal*, Vol. CIXXV, n° 6, August 10, 1916, pp. 191-195. — TALBOT. (FRITZ-B.) (Boston) : Idiosyncrasy to cow's milk, its relation to anaphylaxis. *The Boston medical and surgical Journal*, September 21, 1916, Vol. CIXXV, n° 12, pp. 409-410. — TALBOT. (FRITZ-B.) : The relation of food idiosyncrasies to the diseases of childhood. *The Boston medical and surgical journal.* Vol. CIXXIX, n° 9, August 29, 1918, pp. 285-289. — P. THAON

(Paris); Contribution à l'étude des états anaphylactiques en clinique. Les accidents sérothérapiques chez l'adulte. *XIIIe Congrès français de Médecine*. Paris 13, 16 oct. 1912. — M. Weinberg et P. Seguin. Anaphylaxie et éosinophilie. *C. R. Soc. Biologie*, 4 avril 1914, p. 585. — Ch. Walker (Boston) Studies on the cause and the treatment of bronchial asthma. *Journ. of the Am. Med. Assoc.*, Aug. 4, 1917, Vol. LXIX, pp. 363-366. — Ch. Walker (Boston) : Causation of eczema, urticaria and angioneurotic edema by proteins other than those derived from food. *The journ. of the Am. Med. Assoc.* March 30, 1918, Vol. 70, pp. 897-900. — Ch. Walker and Adkinson (J.) (Boston) : Types of streptococci found in the Sputum of bronchial asthmatics (XIX). *The Journ. of Medical Research*, Vol. XL, n° 2, July 1919, pp. 229-239. — Ch. Walker (Boston) : Frequent causes and the treatment of perennial Hay-fever. *The Journ. of The Am. Med. Assoc.*, Sept. 18, 1920, Vol. 75, pp. 782-789. — F. Widal, P. Abrami et E. Brissaud (Paris); L'auto-anaphylaxie sérique. *XIIIe Congrès français de Médecine*. Paris 13-16 oct. 1912. — Widal, Abrami et Brissaud : Auto-anaphylaxie. Son rôle dans l'hémoglobinurie paroxystique. Conception physique de l'anaphylaxie. *Semaine médicale*, 24 décembre 1913. — Widal, P. Abrami, Et. Brissaud et Ed. Joltrain : Réactions d'ordre anaphylactique dans l'urticaire. La crise hémoclasique initiale *Bull. et mém. de la Soc. Méd. des Hôp. de Paris*, séance du 13 février 1914. — Widal, Abrami, Brissaud, R. Bénard et Ed. Joltrain : Les modifications de l'indice réfractométrique des sérums au cours des crises hémoclasiques. *Biologie*, 4 juillet 1914, p. 280. — F. Widal, Lermoyez, P. Abrami, Et. Brissaud, Ed. Joltrain : Les phénomènes d'ordre anaphylactique dans l'asthme. La crise hémoclasique initiale. *S. M. Hôp.*, Paris 11 juillet 1914, n° 55. —F. Widal et Pasteur Vallery-Radot : Anaphylaxie à l'antipyrine apparue après une longue phase de sensibilisation; désensibilisation. *La Presse Médicale*, 4 février 1920, n° 10, p. 93. — F. Widal P. Abrami et Et. Brissaud : Etude sur certains phénomènes de choc observés en clinique. Signification de l'hémoclasie. *La Presse médic.*, 3 avril 1920, n° 19, p. 181. — F. Widal, P. Abrami et N. Iancovesco : L'épreuve de l'hémoclasie digestive dans l'étude de l'insuffisance hépatique. *La Presse méd.*, 11 décembre 1920, n° 91, p. 893. — F. Widal, P. Abrami et N. Iancovesco. La crise hémoclasique par ingestion de sucre chez les diabétiques. *Presse méd.*, 12 février 1921, n° 13, p. 121. — F. Widal et Vallery-Radot : Désensibilisaion et resensibilisation à volonté chez une malade anaphylactisée à l'antipyrine. *Gaz. des Hôp.*, 1er et 3 mars 1921, n° 18, p. 277. — F. Widal, P. Abrami et E. Brissaud : Considérations générales sur la protéinothérapie et le traitement par le choc colloïdoclasique. *La Presse méd.*, 5 mars 1921, n° 19, p. 181. — H. de Waele (Gand) : La dilatation aiguë du poumon du cobaye dans le choc anaphylactique. *Archives internationales de physiologie*, Vol. XVI, fasc. III, avril 1921, p. 251. — H. de Waele (Gand) : Sur l'intervention prépondérante du nerf vague dans les symptômes circulatoires et respiratoires du choc anaphylactique. *Bull. de l'Académie royale de Belgique*, 1919. — De Waele (H.) (Gand) : Choc retardé ou anaphylaxie à bref délai et considérations sur les accidents sériques chez l'homme. *Bull. de l'Académie Royale de Belgique*, 1920. — De Waele : Antianaphylaxie passive. *Soc. Belge de Biologie*, 29 janvier 1921, p. 268. — De Waele : Immunisation passive par des séroplasmes administrés per os. *Soc. de Biologie*, 30 avril 1921. — Weill-Hallé et Lemaire (H.) : La séroanaphylaxie clinique et expérimentale. *La Semaine médicale*, 15 septembre 1909, n° 37, p. 433. — Ed. Zunz (de Bruxelles) : Multiples communications in : *Bulletins de l'Académie Royale de Belgique : Zeitschr. für Immunitätsforschung und experimentale Therapie : Arch. internat. de Physiologie : Société de Biologie ; Journ. de Physiol. et de Pathologie générales ; the Journal of experimental Medecine*, etc.

9 782329 088259